岭南中医妇科

血证治验

主　　审　魏祝娣

主　　编　肖　静　刘步平

副主编　陈　虹　秦晓英

编　　委　（按姓氏笔画排序）

邓玮瑜　朱芳芳　刘步平　杜婷婷　肖　静　宋　旸

陈　虹　陈小凤　陈绅铭　陈思达　范朝逢　欧阳红梅

胡玲娟　秦晓英　曾雅静

组织编写：

广东省中医药学会妇科肿瘤专业委员会

广东省中医药学会妇科专业委员会

广东省中医院刘敏如学术经验传承工作室

广东省中医院俞云切脉针灸工作室

人民卫生出版社

·北　京·

图书在版编目（CIP）数据

岭南中医妇科血证治验 / 肖静，刘步平主编 . 北京 ：人民卫生出版社，2025. 5. -- ISBN 978-7-117-37892-5

Ⅰ. R271.1

中国国家版本馆 CIP 数据核字第 2025DN8251 号

人卫智网	**www.ipmph.com**	**医学教育、学术、考试、健康，购书智慧智能综合服务平台**
人卫官网	**www.pmph.com**	**人卫官方资讯发布平台**

岭南中医妇科血证治验

Lingnan Zhongyi Fuke Xuezheng Zhiyan

主　　编：肖　静　刘步平

出版发行：人民卫生出版社（中继线 010-59780011）

地　　址：北京市朝阳区潘家园南里 19 号

邮　　编：100021

E - mail：pmph @ pmph.com

购书热线：010-59787592　010-59787584　010-65264830

印　　刷：保定市中画美凯印刷有限公司

经　　销：新华书店

开　　本：710 × 1000　1/16　　**印张：**9

字　　数：152 千字

版　　次：2025 年 5 月第 1 版

印　　次：2025 年 7 月第 1 次印刷

标准书号：ISBN 978-7-117-37892-5

定　　价：40.00 元

打击盗版举报电话：010-59787491　E-mail：WQ @ pmph.com

质量问题联系电话：010-59787234　E-mail：zhiliang @ pmph.com

数字融合服务电话：4001118166　E-mail：zengzhi @ pmph.com

主审简介

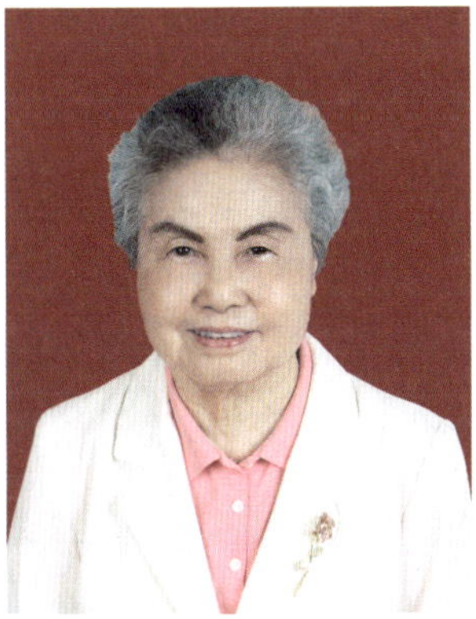

魏祝娣，女，广东省梅州市五华县横陂镇望楼村人。

1943年腊月底出生。1969年毕业于原广州中医学院医疗系本科，同年留校从事中医妇科专业的医疗、教学及科研工作，至今已有50余年。曾任广州中医药大学妇科教研室副主任、第一临床医学院妇科副主任、中医妇科学硕士生导师、博士生导师小组成员，兼任广东省中西医结合学会妇科专业委员会副主任委员、广东省高等医学院校教学医院评委、国家中医类别医师资格考试命审题专家（中西医结合妇科组组长）。

毕业50多年来，一直从事中医妇科的教学、医疗和科研工作，曾到中山医学院第一附属医院等西医院的妇产科进修。1983年晋升为讲师、主治医师，1991年晋升为副教授、副主任医师，1996年受聘为硕士研究生导师。

教学工作：经历过多年的专职教学实践，曾系统讲授过妇科不同层次、各个班种的课程，包括全国妇科师资班、广东省妇科进修班、省/市中医理论提高班、西中班、研究生班、本科班、大专班、各类进修班等。教学中认真负责，不断改进教学方法，教学效果优良，得到师生们的好评。曾获"深受学生欢迎的好老师"奖、广东省高等教育厅"教学优秀奖"，1987年获社会实践优秀奖，1994年获中医系"教学观摩第一名"，同年赴马来西亚讲学（中医妇科学全部课程），深受学生欢迎。曾参与教学课题《七年制中医专业中医妇科学教程改革的研究》，获2000年度校级优秀教学成果一等奖。2001—2007年受聘于香港浸会大学（访问学者），指导并亲自参加妇科教学、医疗等工作。

临床工作：师从中医妇科泰斗罗元恺教授和罗次梅、罗振华等名老中医，长期耕耘在医疗第一线，负责病区和门诊的临床及医疗质量管理工作，既有扎实的中医学理论基础，又经多次西医院临床进修，掌握了现代诊疗技术，临床经验丰富。善于运用中西医结合方法诊治妇科各种疑、难、急、重病，尤擅长中医药治疗不孕症、崩漏（功能性子宫出血）、药物流产后出血等妇科血证。诊疗中既突出中医特色，又能适应临床需要，必要时配合西药及手术治疗，疗效显著，服务态度优良，深受病患好评，多次获医院“先进工作者”表扬或奖励。

科研工作：早于20世纪70年代末，就参加了全国功能失调性子宫出血科研协作组，并完成了该课题的相关任务，之后一直致力于该病的研究。多年来对药物流产后出血、血瘀型崩漏进行了较深入的研究，取得了具有代表性的成效。既往研究课题包括安宫饮治疗药物流产后流血的临床研究、黄连阿胶汤方证的临床与实验研究、宫外孕Ⅰ号方合失笑散加味治疗血瘀型崩漏的临床研究、宫血停治疗血瘀型崩漏止血机理的研究。

多年来分别在省级、国家级杂志发表了多篇论文，包括《崩漏诊治浅议》《68例宫外孕临床分析》《宫外孕Ⅱ号方加味治疗子宫出血》《经方治疗寒湿带下病》《中药安宫饮治疗药物流产后阴道出血的临床研究》《宫血停治疗血瘀型崩漏的临床与实验研究》《七年制中医学专业妇科教学体会》《中医妇科带教体会》。参与编写《中医临床诊疗常规》《全国中医学院考试题解》《实用中医妇科学》《现代中医妇科学》等论著多本，以及参加全国高等院校教学参考丛书《中医妇科学》、七年制中医学专业“中医妇科学”教学大纲、中医大专班用“中医妇科学”教学大纲、国家中医类别中西医妇科医师资格考试大纲的编写。

曾多次出席全国性学术会议，如全国中医血证与痰证学术研讨会、现代中医妇产科学术研讨会，并宣读论文。在省妇科学术研讨会上作《中医药治疗围绝经期崩漏》的学术讲座，得到了同行的赞誉。

主编简介

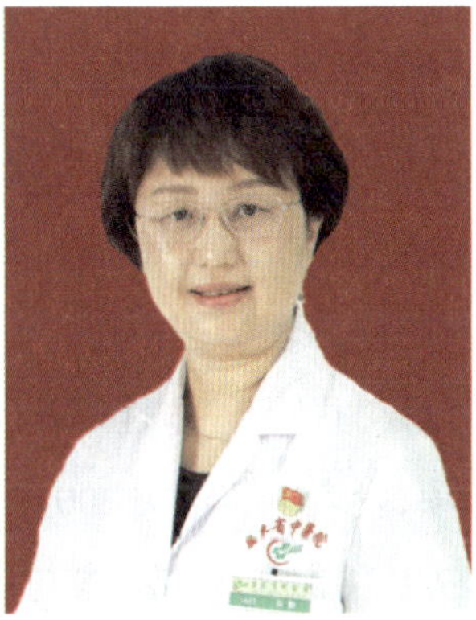

肖静，女，1973年12月生于四川省攀枝花市。1992年考入广州中医药大学七年制，1999年获中医妇科学硕士学位，之后一直就职于广东省中医院妇科，2008年获博士学位。2013年被评为主任医师，2018年被评为博士研究生导师，2010年开始担任广东省中医院大学城医院妇科主任，近年来被评为广东省杰出青年医学人才、广东省中医临床优秀人才等。现任广东省中医药学会妇科肿瘤专业委员会主任委员、中国抗癌协会中西整合卵巢癌专业委员会副主任委员、中国针灸学会广东分会切脉针灸学会副主任委员、中华中医药学会妇科分会第六届常务委员、中国民族医药学会妇科专业委员会常务理事。主持国家自然科学基金面上项目等各级科研课题30项，为国家自然科学基金评审专家。培养硕士、博士研究生近40名。从事中西医结合妇科肿瘤领域，在精准运用现代疗法包括手术、放化疗及靶向疗法治疗妇科肿瘤之外，还大力开拓处理妇科肿瘤围手术期、围放化疗期、靶向治疗期并发症的中医特色疗法，运用针药结合方法对卵巢癌患者进行维持治疗及控制生化复发性卵巢癌，运用中西医方法治疗宫颈高危型HPV感染，积累了丰富临床经验，带领的科室已经成为妇科疾病中医特色疗法培训基地，在国内妇科肿瘤中西医结合领域具有一定的影响力。

主编简介

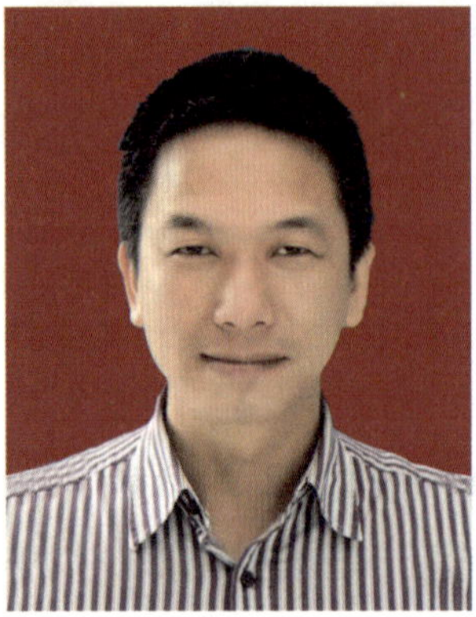

刘步平，男，1976年11月生于湖南省衡阳市，自1993年始在广州中医药大学学习和工作，2000年、2006年先后获中医妇科学硕士、中医外科学博士学位，2006年、2010年曾被遴选为哲学、针灸推拿学专业的硕士生导师，2009年、2019年先后被评定为教育卫生事业管理专业研究员和中医心理学专业三级教授，2024年公派为美国UMass Amherst营养系访问学者。现为广州中医药大学中医心理学专业博士生导师，兼任多个国际、全国学术团体指导专家及省级学术团体（副）会长。长期致力于健康相关研究，主讲心理学、中医学、管理学、经济学、社会学、写作学等领域课程10余门，提出“并针”“本性调神”等治疗理论（方法），主持完成省部级以上课题40余项，发表中英论文200余篇，出版书籍40余部（含主编教材5部），获国家授权专利2项，主持（参与）成果被国家（省）领导肯定性批示、由省政府文件颁施、纳入全国疾病诊疗指南，曾获“首届南粤出版奖”“省教学成果一等奖”等奖励20余项（次）。已培养研究生40余名，指导学生获校优秀毕业生、全国优秀论文等奖励（荣誉）多项。现主要从事认知行为疗法本土化、性生殖心理诊疗、身心交互机制等研究。

刘 序

由魏祝娣教授主审，肖静、刘步平博士主编以及众副主编、编委撰写的《岭南中医妇科血证治验》一书，邀我为之作序。

我几经学习本书原稿，触动颇深，首先深感这是一部传承岭南中医学术思想的中医妇科代表作，全书内容推陈出新，方法新颖，难能可贵。

魏祝娣教授是我中年时期的忘年挚友，我和她曾在罗元恺前辈的领导下共同参与妇科教材和参考书的编写。她人品、学品、医品优秀，医、教、研工作能力强，尤其是在妇科血证领域有丰富的经验。本书作者将魏祝娣教授的学术思想与实践经验悉心学习，精心整理，使本书为读者提供了学、思、研、用的借鉴。特此推荐。

谨此，勉为本书作序，并为本书付梓深表祝贺。

刘敏如

二零二五年春

魏序

岭南中医妇科，作为岭南医学的重要组成部分，历经千年的传承与发展，形成了以地域气候、体质特点为基础，兼顾局部辨病与整体调整的学术体系。其中，妇科血证之诊治尤为精妙，既承古训，又融新知，于临床中屡见奇效。

无论是早年跟师学习，还是后期独立出诊，在遇到典型、特别的案例时，我都会将其记录下来，从医五十多年来，零零散散地积攒了不少书页。如今，受到爱徒们的鼓励，我得以让尘封纸箱多年的手稿再见光明，也不算辜负罗元恺等恩师的教诲和当年笔耕不辍的日夜。今《岭南中医妇科血证治验》一书付梓，旨在系统梳理岭南妇科血证诊疗之精髓，记录本门妇科经验，望能发扬岭南医学之智慧。

本书以岭南中医妇科血证为主线，层层递进，理论与实践并重。首章溯源岭南中医妇科之脉络，详述血证诊疗的传承与创新，为读者铺陈历史根基。第二章聚焦学术思想，从血证之定义、活血化瘀法之应用，到食疗调护、中成药经验，皆以岭南地域特色为纲，以临床实效为本。书中尤重“瘀血”理论，结合现代研究，阐发活血化瘀法在妇科血证中的核心地位，望既守中医经典之魂，又探科学验证之路。第三章精选临床医案，真实还原本人几十年行医过程中，所遇到的较为典型的医案及其辨证施治之思辨过程，望能实现“活态传承”。第四章所载经验方，主要记录我数十年经验之精选，方简效宏，望能示人以规矩，启人以巧思。

作为主审，深感此书不仅应该是岭南妇科血证诊疗经验的系统总结，还应该是传统医学与现代研究对话的桥梁。本门弟子秉承严谨的治学态度，将口传心授笔耕之作转化为可复制、可推广的学术经验，从而使岭南医学之薪火得以广传。

冀望此书能抛砖引玉，为妇科血证诊疗开辟新思路；能启迪后学，为中医学术传承提供参考。寥寥十万余字,难以将独具特色的岭南妇科血证囊括其中,如有错漏之处,还望同道批评指正。若能给予后辈一些微末的帮助,我将感激涕零、深表荣幸!

魏祝娣

2024 年 10 月于羊城广州

前言

岭南之地，气候湿热，人文荟萃，孕育了独具特色的中医妇科体系。本书以“岭南中医妇科”为脉络，以魏氏“妇科血证”学术传承为核心，系统梳理妇科血证的理论精髓与临证经验，旨在传承岭南医学精华，弘扬中医妇科诊疗智慧。

传承与创新并重

本书开篇溯源，首章详述岭南中医妇科的源流嬗变，聚焦魏氏中医妇科在血证领域的代际传承。魏氏一脉，秉承“气血为要，化瘀为先”之旨，融汇岭南地域特性与妇科疾病特点，形成了一套辨治血证的完整体系。书中不仅梳理了魏氏流派对“瘀血致病”的独到见解，更通过临床医案与经验方的实录，展现了传统理论与现代医学的对话与融合。

理论与临床交融

第二章立足“学术思想”，深入剖析妇科血证的内涵与外延。从“瘀血与妇科血证的关系”到“活血化瘀法的运用”，从经典理论的诠释到现代研究的佐证，层层递进，构建起理、法、方、药贯通的学术框架。书中尤重“辨病辨证结合”，强调食疗调护与中成药应用，既彰显中医“整体观”与“治未病”思想，亦为临床提供切实可行的诊疗路径。

医案与验方相佐

第三章精选临床典型医案，涵盖崩漏、痛经、不孕症、滑胎等妇科疑难病症，以案释理，以理证案，再现魏氏流派“从瘀论治”的辨证思维与用药特色。第四章“经验方”分门别类，辑录月经病、带下病、妊娠病、产后病及妇科杂病之效验方剂，方解简明，加减灵活，既可窥岭南用药之轻灵化浊，亦为临证化裁提供参考。书中处方所述药物剂量均为魏氏经验，临证还需结合患者年龄、体重、地域等诸多因素灵活运用，不得拘泥照搬。

致用与启思共存

本书编纂，既为中医妇科临床工作者提供案头指南，亦为学术研究者开辟思辨空间。书中对“活血化瘀法”的现代机理探讨，对“食疗调护”的生活化阐释，皆体现古今汇通、医患共参之理念。望读者循此卷帙，既能得魏氏血证诊疗之真传，亦能悟中医守正创新之大道。

致谢

自 2022 年 9 月 9 日从魏祝娣教授手中接过数千页原始病案资料及临证笔记，历时三载，终使此书如期付梓。然医学浩瀚，虽力求精审，难免疏漏，恳请读者指正。

编者谨识

二零二五年春

目录

第一章

岭南中医妇科血证源流

第一节　岭南中医妇科源流

岭南，在传统上是指越城、大庾、骑田、都庞、萌渚五岭以南的地区，涵盖如今广东、海南及广西部分地域，原为古越族居住之地。岭南的气候表现为“四时常花，三冬无雪，春夏多雨，天热地湿”。岭南人群的体质有阳热、湿热偏盛、气阴两虚和脾气虚兼有痰湿的特点。

岭南地区经历了3次汉民移民高潮，移民者主要为士族、被贬仕官、逃避战乱的中原人。晋代的中原移民，给岭南地区带来了先进的医学理念，并与岭南本土医药相结合，推动了岭南医学的发展。宋代以后，长江流域的医药学术被带入岭南，并结合岭南独特的地理气候条件和人群体质，因地因时制宜，变通应用，又一次促进岭南医学的发展，形成有浓郁岭南特色的医药学派。近代岭南地区海洋交通运输便利，对外贸易发达，因此吸收外来医学文化较早、较充分。岭南地区中草药资源丰富，形成了独特的“南药”“海药”系统，岭南医药具有民俗化、药膳化的特点，药材业非常发达。岭南地区商业气息浓厚，因此岭南中医界人士作风务实，相对中原来说对医学理论研究较少，多从临床上探究，追求“效、廉、便”。岭南妇科也顺应着岭南医学不断发展。

萌芽时期——晋代：晋代岭南名医支法存《申苏方》中载有妇科专用方剂，葛洪《肘后救卒方》中著有妇科方剂约63首。

形成时期——宋元、明代：岭南医学涌现出如嘉兴罗浮山人、福建熊宗立、松江冯时可等一批著名的岭南医家，均针对妇科有专门论述。

成熟时期——清代以来：清代岭南在妇科方面有心得体会的医家以何梦瑶、刘渊、何守愚、潘名熊为代表，其中又以何梦瑶影响最大。清代妇科著作或含妇科内容的医著有20余种，包括何梦瑶的《妇科良方》、刘渊的《医学纂要·妇科摘要》、何守愚的《广嗣金丹》、陈修园的《女科要旨》等。

繁荣时期——民国以来：出现专攻妇儿科的医家，如吕楚白、吕安卿、谢泽霖等著名的妇科医师，吕楚白编写了《重订妇科纂要讲义》，谢泽霖编写了《妇科学讲义》。注重因地制宜，形成了善于清热、化湿、护阴以及用药轻清的地方学术特色。

发展时期——中华人民共和国成立后：岭南地区较为知名的妇科为罗氏妇科和蔡氏妇科。粤东蔡氏妇科，乃汕头市澄海区程洋岗中医世家。蔡氏妇科代有名医，较有名望者有蔡焕庭、蔡凤初、蔡远涛、蔡士烈、蔡烈韬、蔡继嗣、蔡仰高等，但蔡氏妇科以师承教育、口授家传为主，故鲜有经验刻本流传。

罗氏妇科思想发源于清末，创始人罗棣华乃晚清儒生，以儒通医，在广东之南海、广州行医，善治妇人病与温病。其子罗元恺既得家传，亦接受系统的中医院校教育，擅长内、妇、儿科，精于妇科，提出“肾-天癸-冲任-胞宫轴”的学说，是现代中医妇科学泰斗，开创了岭南罗氏妇科思想与经验，传承方式以学院教育与师承教育相结合；其后有欧阳惠卿、李丽芸、张玉珍、罗颂平、魏祝娣、司徒仪、王小云、黄健玲、邓高丕等。

妇科血证是岭南罗氏妇科的一个分支，魏祝娣教授运用毕生所学所感发扬和完善了岭南中医妇科血证体系，使妇科血证自成一脉，充分体现了其对岭南罗氏妇科的继承和创新。

第二节　岭南魏氏中医妇科血证传承

一、传承代表

魏氏中医妇科血证为岭南中医妇科学术传承中闪耀着独特光彩的一支。

（一）魏氏小传

魏氏者，魏祝娣也，生时特殊，不辞困厄，潜心妇科五十余载，精于血证，擅用中药，辨证、处方、施治终成一家，为学、为人、为事俱足称道。常言，人困境立，境赖人存。怀着“有活干、有饭吃”的愿望，出身贫苦的魏祝娣一路奔跑，虽未开创惊天动地的伟业，却将生活过成了诗和远方。

1943年，魏祝娣出生在广东省梅州市五华县的偏远乡镇，童年的经历培养了小祝娣善良、勤奋、细心的良好品德。1963年，魏祝娣离开生活了近20年的家乡，走进了广州中医学院。1969 年，魏祝娣大学毕业后留在了校本部，被分配到初成立的妇科教研室，前五年，魏祝娣辗转多地，从事过各种各样的工作。其间，魏祝娣被安排到广州市中医院上班。在这里，魏祝娣遇到了自己中医妇科临床诊疗的启蒙老师——罗次梅老中医。罗老擅长运用经典方剂，却不固守成方，总是随证变化，特别擅长运用活血化瘀法治疗妇科出血性疾病，所用处方常可药到病除。这段难得的经历，一方面培养了魏祝娣治疗妇科血证的信心，为以后运用宫外孕方化裁治疗月经过多、崩漏等妇科血证打下了坚实基础；另一方面让她亲眼见到了中医治病的独特魅力，养成了晨起背诵经典原文和汤头歌诀的良好习惯。

1973 年 9 月，魏祝娣正式回到学校本部，固定在第一附属医院上班，最初负责管理妇产科、痔疮科、皮肤科、耳鼻喉科合用的“杂科”病房的妇科 5 张病床，后来担任妇科副主任，协助主任管理足足一层楼的妇科病区，还出门诊、做手术、做研究。直到退休，除了担任全省妇科进修班主任半年、每隔几年从事妇科教学工作，她没有离开过中医妇科实践。

“常怀感恩，对标名师，熟读经典，精研实践，勤奋总结”，魏祝娣经常这样说，实际上也一直这样做。虽然已有 5 年临床经验，但在 1973 年工作初步稳定以后，她丝毫不敢懈怠，像名大学新生，一直跟着著名中医临床家罗元恺教授出门诊及在病区查房，而且一跟就是 10 年。罗老是中华人民共和国成立后的第一位中医教授，家学源远流长，熟读医学典籍，涉猎数理文哲经史天文，临床擅长诊疗内、儿、妇等科疾病，尤精妇科，慕名前来的患者络绎不绝，却从不拒绝患者的加号要求，总是耐心对待每位患者，特意选择时间相对充裕的上午出诊，总是诊疗到下午一两点才下班。无论是同事，还是患者，都曾忍不住感叹：“老先生真能耐，这样肚子都不饿。”

这些亲身经历在潜移默化中对魏祝娣产生了巨大的影响。如果说，辗转五年的初期实践让她对如何做个中医有了更深的体悟，那么，跟随两位仁心仁术的罗老中医学习的经历更是强化了她骨子里的善良，让她把那份对中医的爱融入骨髓中，把那份对患者的情落实到了行动上。多年以后，魏祝娣办完了退休手续，毅然答应香港浸会大学的邀请，前往人生地不熟的香港，做了 6 年多的中医妇科临床和带教工作；后来又返回广州中医药大学第一附属医院，每周在固定时间前往妇科门诊，风雨无阻，从不间断，倾尽所学带教新人、回馈患者。了解魏祝娣的成长经历之后，我们就能理解支撑她这些自觉行为的力量源泉。

“祝娣”“小魏”“魏医生”“魏妈妈”“魏老师”“魏教授”“魏奶奶”……八十多年的时间悄无声息地走过。大家对魏祝娣的称呼在不断变化，魏祝娣那颗感恩遇见、竭尽所能的赤子之心却始终未变。当年那位背着行囊走出家乡的懵懂青年，一步接着一步，一步一个脚印，早已成长为现今桃李满门的知名专家。

魏祝娣常说自己只是一名受大环境影响、某些经历稍多一些的普通医生，如果放回历史，也就是沧海一粟。但正是像她这样无数貌似普通的个体，用全心向党的忠贞，用服务为民的真情，用顾家卫国的担当，用从不抱怨的言行，树立起了中国医生的光辉形象，汇成了全球人类的奋进洪流。

（二）课堂教学

魏祝娣教授1969年毕业于广州中医学院（广州中医药大学前身），同年留校工作。1971年始，先后到中山、小榄、顺德等地，一边做临床工作，一边带教讲小课，以积累诊疗和教学的经验。1979年，魏祝娣教授走进了本科教学课堂，主讲77级、78级、79级、81级、82级五个年级的中医妇科学课程，承担总论和部分各论的教学，教学课时数占课程总学时的1/3以上。2001年9月至2008年1月，她作为香港浸会大学中医药学院访问学者，承担中医妇科学的教学及临床带教工作。

提纲方能挈领。总论作为一本书、一门学科的导入部分，是各论的总纲要领，内容广博精要，讲解难度远远大于各论。初上大课的魏祝娣教授甫接任务，即陷入深思：如何讲总论，才能激发学生的兴趣、搭建知识的体系？是通过表格还是其他方式？由于缺乏经验借鉴，魏祝娣教授只能“摸着石头过河”。

为了做好上课的准备，魏祝娣教授在暑假也照样每天回到妇科教研室，研读教学大纲，钻研教材资料，领会重点难点，推敲教学设计，列出教学计划，反复修改打磨，并向爱人梁柳文教授请教。梁柳文教授和魏祝娣教授同年留校，先后任教“中医基础理论”“伤寒杂病论”，深得良师栽培，自己用心刻苦，教学效果很好，广受师生好评。两位年轻教师经常互扮师生、相互切磋、彼此启发，教学创意频见，神采不时飞扬，一气呵成写下教案并交罗元恺教授审订。

魏祝娣教授的课堂教学忠于教材，但不局限于教材，总以优化诊疗思维、完善知识体系、突破重点难点为要。她喜欢讲临床案例，由浅入深，条分缕析，不断引导学生主动思考，帮助学生逐步掌握知识点、健全诊疗思维；她习惯讲学科发展，经常将中医妇科学的前沿知识融入教学内容，注重培养学生撰写文献综述的能力与科研创新能力，不断激发学生求知、求真的好奇心；她还重视实践操作，课堂介绍完操作要领，课后即会安排学生进行实践，组织学生现场讨论、总结不足，让学生做到理论与实践两不误。每逢魏祝娣教授上课，学生们常常很早走进教室，希望能占个好座位，方便近距离交流。魏祝娣教授认为“教学是最来劲的事”，学生们总能用求知的热情点燃自己教学的激情。这种师生的“双向奔赴”结出了硕果。魏祝娣教授在1981年被评为全校深受学生欢迎的好老师，同年获广东省教学优秀奖，1984年还获得了学校中医系教学观摩第一名，撰写的教案常被同事们参考借鉴。

（三）临床带教

魏祝娣教授大学毕业留校后就开始从事中医妇科临床工作，她认为临床是中医妇科发展的基石，主张“早临床、多临床、反复临床、用心临床”，在临床带教中逐渐形成了自己的理念和方法。

在临床带教中，魏祝娣教授强调“立德为先”，主张以“父母心”对待患者，视患者如朋友、亲人，即使遇到个别患者不配合甚至故意刁难，也需耐心处置。她认为，如果对患者态度好，许多临床投诉完全可以避免。魏祝娣教授这样说，在临床上也是这样做，行医至今收获了患者的众多好评，被许多病友称为“魏妈妈”。不少学生毕业多年仍对魏祝娣教授的言行记忆深刻，认为这些理念帮助自己顺利绕开了许多职业发展的陷阱。

不仅是课堂教学，魏祝娣教授在临床带教中也很重视“健全思维”。例如，魏祝娣教授强调要重视育龄女性月经的期、量、色、质，痛经者要了解疼痛发生的时间、性质、部位，带下者要了解白带的量、色、质、气味，出血者要了解血液来源并检查卫生巾，以准确观察月经的量、色、质，这些对临床辨证均大有裨益。魏祝娣教授临床带教的学生，诊疗患者能从容不迫，病例讨论时常常娓娓道来，秘诀也许就在于此。

魏祝娣教授在临床带教中重视因材施教，经常根据带教对象性格特质、心理特征、技术基础等方面的差异，采取针对性的带教方式。如妇检的双合诊，对见习生，边操作边讲解；对进修生、实习生，则老师先查，然后学生查，报告他们的检查结果，如有误差，则老师及时纠正再查，可迅速达到带教目的，亦可避免反复进出阴道，给患者带来不必要的不适。

教学注重理论联系实际，魏祝娣教授鼓励学生们在课间、课后尽早接触临床，在实践之前，要求学生必须先熟悉、掌握妇科相关理论，做到检查时心中有数，不遗漏。

魏祝娣教授虽然有用中医药治病的底气，许多同事也经常找她开中药，但并不固守中医药的一法一术，会综合考虑患者的症状体征、社会经济、心理期望等因素，灵活运用中药、中成药、穴位贴敷、熏蒸、食疗甚至西医药等多种方法，她始终将中医药放在临床诊疗和病例分析的首要位置，坚持以中医药治疗为主。

（四）教学思想

魏祝娣教授在50多年的教学时光里一直坚持立德为先。医务工作者需要具备高尚的职业道德和人格素养，需要秉持职业精神，为患者提供最佳的医疗服务。作为一个医者，首先，应该有爱心和同理心，对患者要有无私的关心和爱护；其次，应怀有责任感和献身精神，对每个患者都要投入最大的精力和热情。“光有好本事，不一定能成为好医生。”魏祝娣教授提到，“在治病救人中需要以患者为先，要治病，先治心。”因此，魏祝娣教授总是耐心地与患者交流，想他人之苦，综合考虑患者的病情和经济情况，力所能及地帮助患者解决问题，多年如一日的付出和努力也帮助魏祝娣教授获得了良好的口碑和评价。“若有疾厄来求救者，不得问其贵贱贫富，长幼妍蚩，怨亲善友，华夷愚智，普同一等，皆如至亲之想。”身教重于言教，她一直以立德为先的理念教育学生，教导他们在治病救人中需要把患者放在第一位，并且在案例教学与临床见习中带领他们亲身践行这一理念，让他们明白良好的医德是成为优秀医生的基础。

魏祝娣教授深信，想要成为一名优秀的中医医生，除了有医德医风之外，还必须对中医满怀自信，扎根中医。几十年的临床工作让魏祝娣教授深刻体会到中医经典传承的重要性，正如当年医院院长提过的“桐油罐装过要有桐油味”。既然是中医院校出身，就更应该相信中医的魅力，敢于运用中医治病救人。因此，魏祝娣教授在临床工作中身体力行，临证以中药辨证处方为主，必要时再加中成药和西药。这种理念是历年临床经验和扎实的中医基础所带来的底气。她把对中医的深厚理解和丰富的临床经验传授给学生，培养学生对中医的信心，让他们深耕中医，并拥有坚定的中医自信。打好中医理论基础是踏上中医漫漫长路的第一步。

魏祝娣教授在教学过程中始终遵循因材施教的原则。“读死书，不是死读书。”一味药、一组方，记住性味、药物组成、功效剂量是基本，但是学习不仅是死记硬背，还要学会如何“融会贯通”“举一反三”，魏祝娣教授提到两个字——“多想”。方剂重在组方思维，辨证难在因时、因地、因人，根据实际情况的不同，具体问题具体分析，药物组成、剂量也会随之发生变化，在这个过程中，“是什么”“为什么”“怎么做”显得尤为重要。针对这一点，魏祝娣教授对于不同阶段的学生有着不同的教育模式。对于本科生而言，“是什么”是基础，需要面面俱到：从总论到各论，从病名的含义到病因、病机、诊治，再到发展转归，从生理到病理，小到子宫、卵巢的大小、性状，大至各病异同点、鉴别点，都要一一详述，在以上知识点都学会之后，再回归中医基础理论，从全身症状、舌脉出发，找到各个疾病的共性。在硕士班的教学上，着重强调“科研思路”“临床技能”“为什么”和“怎么做”，以问题导向为教学手段，运用启发式教学模式，即提出问题、分析问题、解决问题，收集整理不同病证，激发学生的思维，同时，改善课堂教学形式、丰富考核形式、增加讨论课和专题讲座、开展课间见习，加强理论与实践的连接，从书本跳进临床现实，以期锻炼学生们的诊疗思维，开阔眼界。

此外，魏祝娣教授还承担兼读班（香港）的教学。兼读，即白天正常上班，晚上抽空上课。他们基本上本职都不是医生，中医基础理论知识相对较薄弱，且课时数较少，如何在短时间内，把最核心的内容传授给学生，确实是一个值得深思的问题。既然课时数少，那么“怎么做”——实用是第一衡量点。故该班在掌握女性生理病理、辨证论治特点的基础上，重点讲授诊断要点及辨证论治，以大量的临床案例分析为用，教会他们如何看病，传授用药经验和心得体会。

围绕着中医临床“是什么”“为什么”“怎么做”三大问题，魏祝娣教授的教学思想充分遵循着“因材施教”策略。魏祝娣教授的人本教育理念，也赢得了学生的尊敬和欢迎。

魏祝娣教授以立德为先、扎根中医的理念，用因材施教的方式教导她的学生，让广大学生也能有中医的“自觉”和“自信”，并以此为骄傲。她的教育理想和实践影响了一代又一代的学生，也为她在学生和患者之间赢得了声誉。

二、薪火相传

魏祝娣教授共指导培养了4名硕士研究生，对待学生，生活中她爱如亲子、无微不至，学业上严格要求、言传身教，再忙也会时不时聚在一起、面对面指导交流。四位研究生以魏祝娣教授为标杆，践行魏祝娣教授“该干的干好，该学的学好，该教的教好”的理念，见贤思齐，奋发作为，都先后晋升正高职称，在各自的领域小有成就。

陈虹是魏祝娣教授的大弟子，是魏祝娣教授的“小老乡”。1991年入读广州中医药大学中医学（七年制）专业，1998年获中医妇科学硕士学位，先在广州中医药大学第二附属医院（广东省中医院）妇科工作，后调任基础医学院，获中医医史文献学博士学位，任研究员、学术型硕士研究生导师，以中医妇科学、岭南医学研究和中医临床文献研究为主要方向。“魏祝娣教授和蔼可亲、淡泊名利、仁心仁术，对工作一丝不苟，坚持以患者为先，努力为患者排忧解难，尽力让患者少花钱看好病，很少考虑个人经济利益，她最大的快乐就是为患者治好病。”陈虹教授回忆道，“魏老师临床和教学经验丰富，带教严谨，非常注重培养学生的诊疗和操作技术规范，从望、闻、问、切到妇科检查、妇科手术都是手把手地教，毫无保留地给学生传授自己的临床经验和操作技能。例如，魏老师在教学生们妇科检查时，不但会将每一步的操作要点和注意事项都演示清楚、解释明白，而且会强调无论多忙一定要亲自检查患者，只有取得第一手资料才能准确地做出判断和处理。她特别提到要保护患者隐私、照顾患者的情绪和顾虑，检查和操作时不仅会将挤在诊室里的无关人员都请出去，还会在实习生和进修生来观摩时事先征得患者的同意。魏老师待学生如亲子，言传身教，关爱有加，在学生撰写毕业论文时，从选题、开题、研究到结论，每个环节都悉心指导，经常逐字逐句地修改到深夜。此外，她还教了我们很多人生经验，亦师亦友。她的乐观豁达和质朴无华感动并激励着每一个人。”

肖静是魏祝娣教授的二弟子，四川省攀枝花人，1992年入读广州中医药大学中医学（七年制）专业，1999年获中医妇科学硕士学位后进入广州中医药大学第二附属医院（广东省中医院）妇科工作至今，曾师从黄健玲教授，并获中医妇科学博士学位，现为广东省中医院大学城医院妇科主任、博士生导师、博士后合作导师，从事中西医结合妇科肿瘤的医教研工作。肖静教授感慨道：“我和魏老师已有27年的师徒感情。虽然在校跟师的时间只有2年，但毕业后每年总要和同门一起去找老师聊聊天，老师的谦虚、睿智和鼓励总会让我们倍觉温暖和充满力量。魏老师属于淳朴的专业型导师，她没有教我们任何浮华的东西，她毕生的知识尽为学生所取，她会帮助你成为自己人生的主角，对于我来说魏老师已经成为家人一样的存在。她总是倾囊相授，又总是体贴入微，她不但会从老师的角度给予我学业上的指导，还会从长辈的角度与我分享人生经验和感悟，魏老师淡泊名利、爱岗敬业、与人为善、助人为乐的精神深深地感染和激励着我。魏老师教导学生注重细节，即便是一个简单的人工流产手术，她也会把每一个细节交代清楚。她总和我们说，为保证手术的干净和尽量减少创伤，须先抽吸宫腔，再用小号刮匙轻柔检查宫腔宫角，抽吸宫腔时需顺利完成360° 吸宫，不留死角。”肖静教授秉承了魏祝娣教授传承创新的信心和勇气，她除了在国内外顶级西医院进修、访学，努力学习和掌握现代医学的先进技术，在临床上更是充分运用中医特色疗法，尤善于治疗肿瘤患者术后、放化疗后出现的并发症，这些简、便、效、廉的疗法深受广大患者好评。临床遇到疑难杂症时，她会第一时间寻找古籍、中西医文献，请教名师，每获良效。

刘步平是魏祝娣教授的三弟子，也是唯一的男弟子，湖南衡阳人，1993年入读广州中医药大学中医学（七年制）专业，2000年获中医妇科学硕士学位并留校工作至今，致力于多学科交叉融合理论与实践研究，历经校党委宣传部统战部副主任科员、校长办公室副主任、校招标中心主任等岗位锻炼，2009年晋升为教育卫生事业管理专业研究员，2019年转评为中医心理学专业教授，现为学校公共卫生与管理学院的专任教师、博士生导师。每当与学生们谈及魏祝娣教授，刘步平都会说：“魏祝娣教授学问渊博，知性优雅，为人、为学、为师都是一道靓丽的风景，偶尔想起也能让人心里注满阳光。”很多学生都知道，刘步平为了完成硕士学位论文，有近三个月几乎每天通宵做实验，但他仍坚持上午跟魏祝娣教授出门诊，魏祝娣教授经常为他准备早餐。记得某一天，魏祝娣教授再次遇到了毕业后的刘步平，端详了他良久，对他说：“毕业前瘦脱了形，现在胖得像人样了”，让他突然觉得像见到了默默支持孩子学习、始终挂念孩子身体的妈妈。为了保证刘步平学位论文的质量，魏祝娣教授不仅反复指导实验设计、多次修改论文字句，还亲自邀请西医妇科学毕业的梁国珍副教授帮助完善实验方案，请中药药理学周玖瑶教授手把手教授实验操作技巧，请中医血证学陈志雄教授逐字逐句修改论文，魏祝娣教授开门求知、融合特长、精益求精的做法在他心中留下了深深的烙印，让他将这些优秀的品质贯彻至今。魏祝娣教授常向刘步平讲述历代妇科名家的诊疗故事，提醒他要习惯用女性视角体会患者的所思、所想、所惧、所盼。

秦晓英是魏祝娣教授的关门弟子，现为深圳市中医院妇科资深教授，在读期间正逢魏祝娣教授退休后被香港浸会大学聘为访问学者，临床带教和课题实验被魏祝娣教授委托给导师组的其他老师，但魏祝娣教授仍隔三差五打电话了解情况，分享她在香港遇到的典型病案。秦教授回忆道："魏祝娣教授的教学是非常严谨的，是当之无愧的良师，她在临床上以实例生动教学，以疗效反馈提升技能。我研究生期间备课毫无压力，完全受益于魏祝娣教授对教案的严谨态度，那时是胶片投影，我和魏祝娣教授坐在电脑前修改完善教案，魏祝娣教授会根据教学对象拟定不同的教案，内容会有理有据地精细到每一个字眼甚至药物剂量。毕业论文修改期间，我和魏祝娣教授各持一份论文，靠着电话同步推敲论文的每一个细节，反复修改了十余遍。课题实验需要协作，论文答辩需要请院外专家，魏祝娣教授像家长一样亲自带着我去找协作科室的老师谈细节；尤其是论文答辩前夕，突然下了大暴雨，马路积水齐半车身，魏祝娣教授带着我一起打车去请院外专家。当我连夜把实验数据统计出来，发现 $P<0.05$，论文答辩导师给予我好评时，魏祝娣教授无比骄傲、激动、宠溺地拥抱我。"秦教授现已成为深圳市中医院独当一面的妇科医生。

魏祝娣教授的 4 名研究生秉承了她治学严谨、热爱中医、敢于创新的精神，在各自的岗位上都取得了成绩。

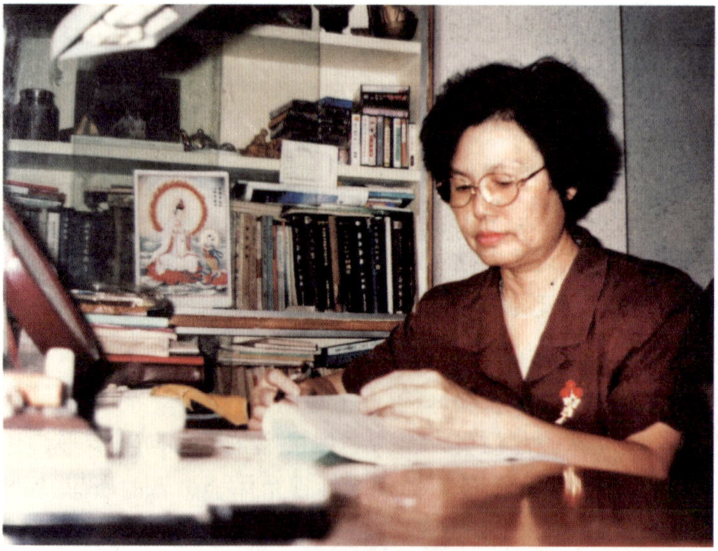

备课中的魏祝娣教授

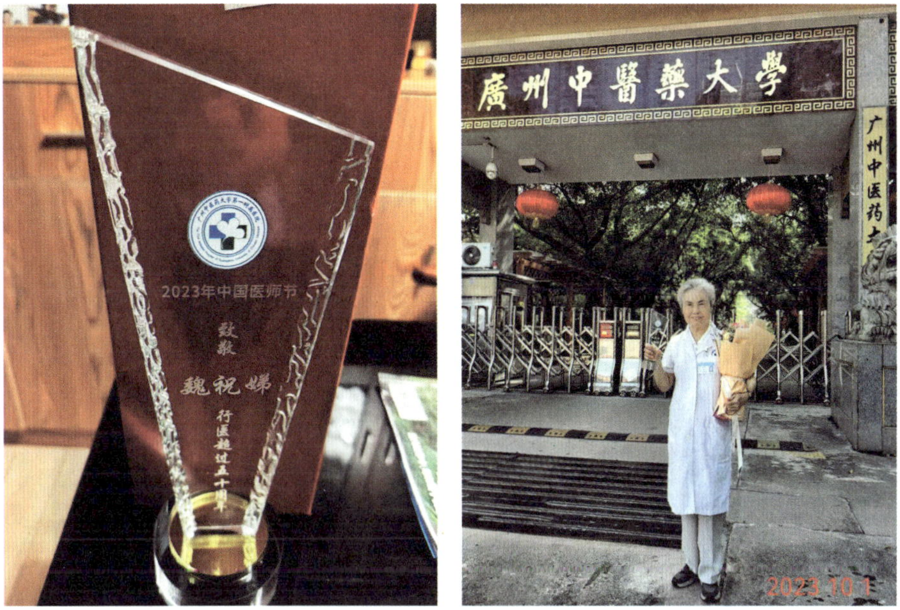

2023 年中国医师节致敬魏祝娣行医超过五十周年

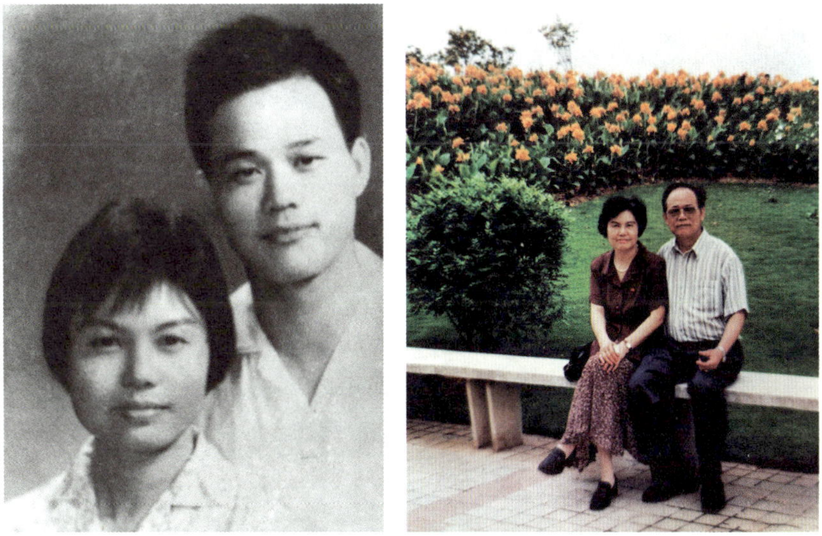

魏祝娣和梁柳文伉俪

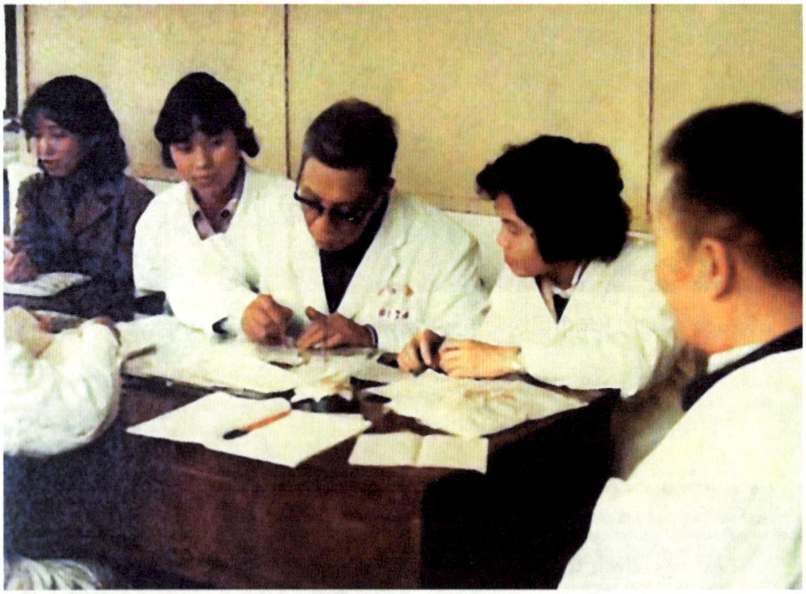

魏祝娣（左 2）跟诊罗元恺教授（左 3）

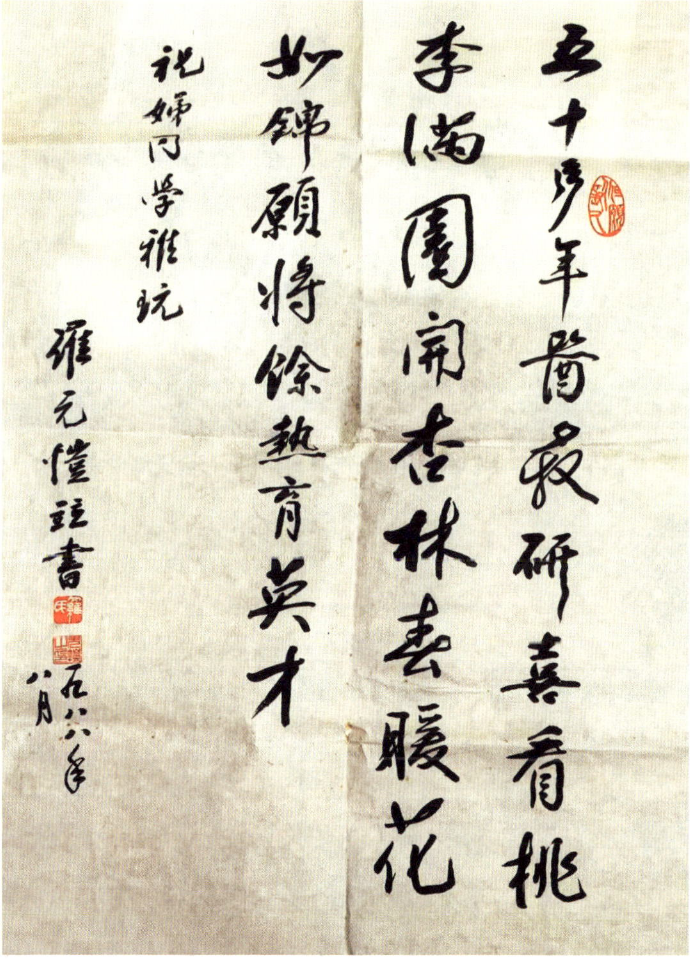

1988 年 8 月罗元恺教授为学生魏祝娣题字：“五十多年医教研，喜看桃李满园开，杏林春暖花如锦，愿将余热育英才。”

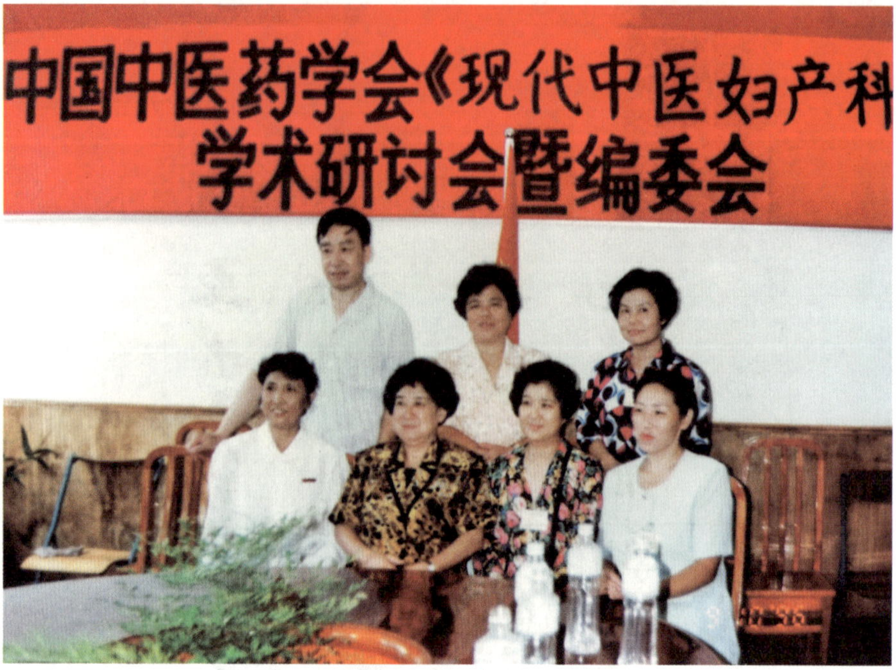

中国中医药学会《现代中医妇产科》学术研讨会暨编委会合影

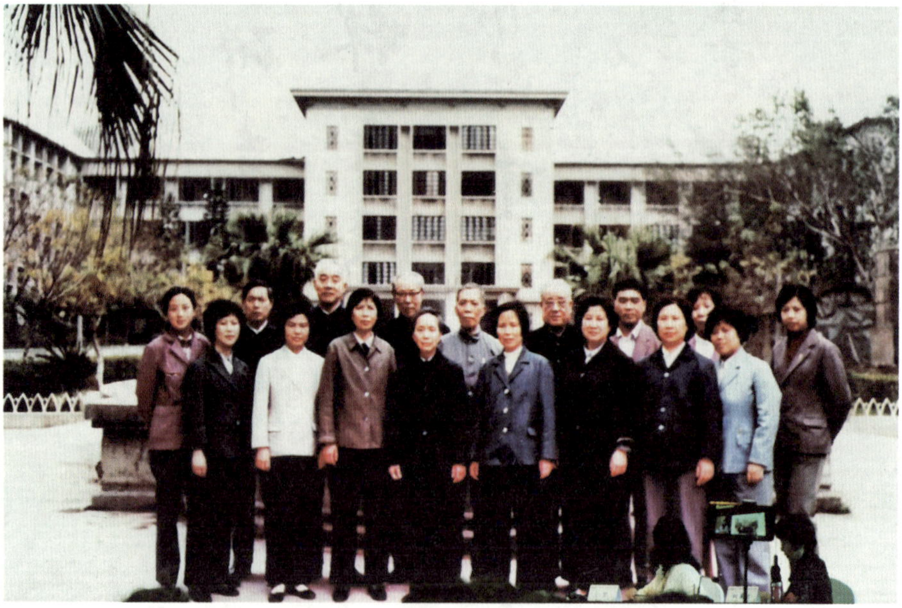

1984 年《中医妇科学》第 5 版教材定稿会合影

后排：出版社编辑，夏桂成，徐志华，韩百灵，罗元恺，哈荔田，姚雄，罗颂平，韩延华；
前排：杨海琴，魏祝娣，罗清华，曾敬光，毛美容，刘敏如，张吉金，张玉珍

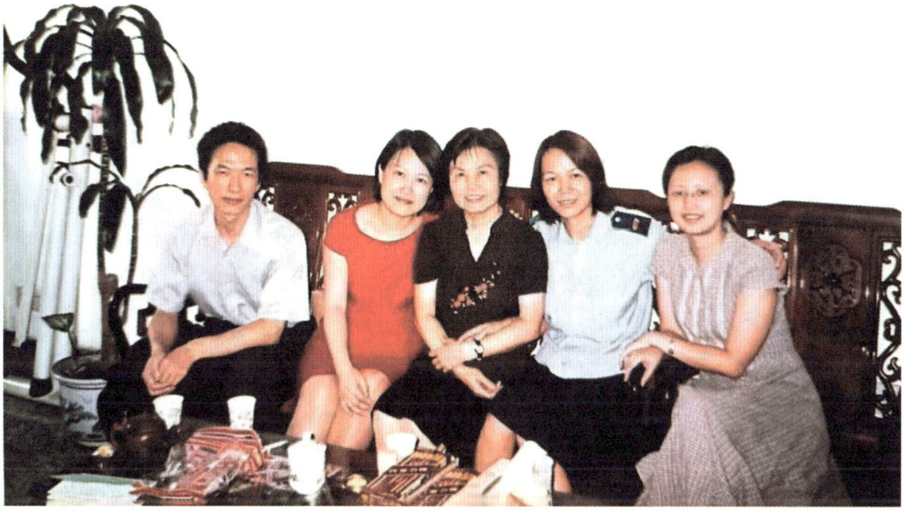

魏祝娣和四位研究生（从左至右：刘步平、陈虹、魏祝娣、秦晓英、肖静）

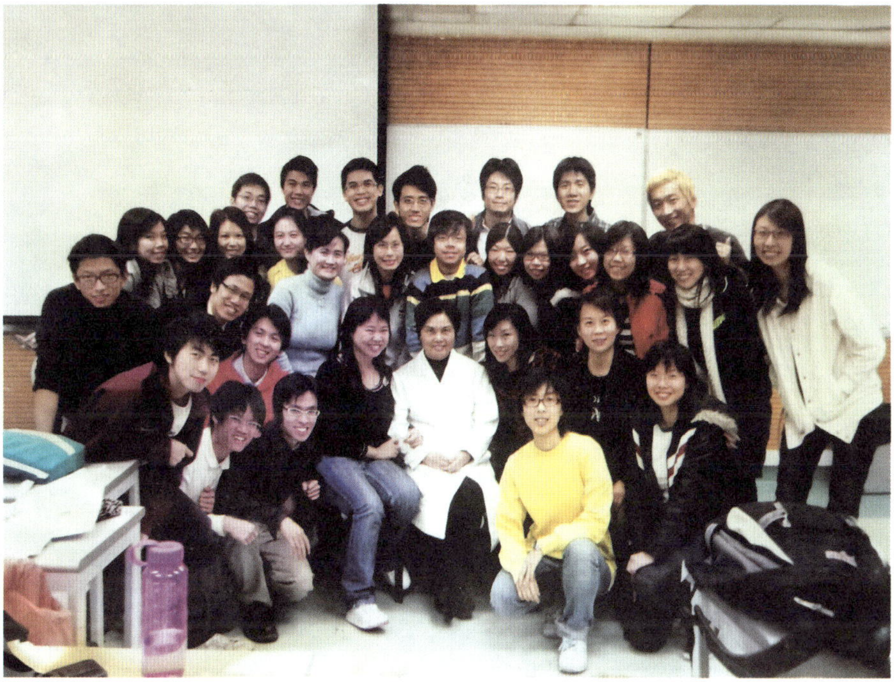

2007 年与香港浸会大学学生在一起

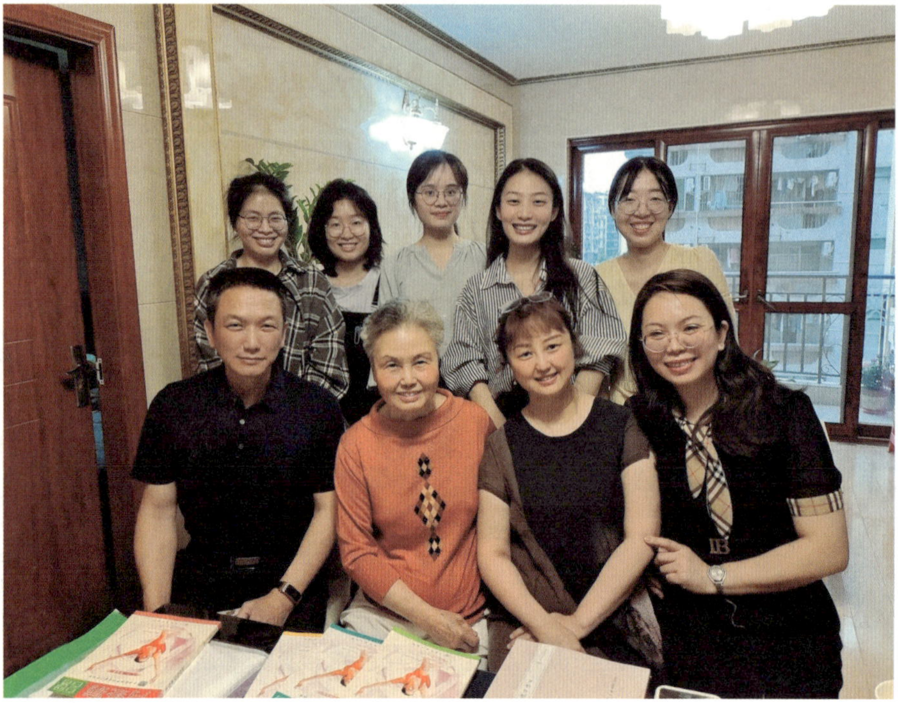

编写书稿前与学生们讨论

第二章

学术思想

妇科血证在中医妇科临床中是最常见的一类疾病，其分类众多、病因复杂，但病机不外“虚、热、瘀”。众多医家因担忧对瘀血型妇科血证进行化瘀治疗有活血动血、加重出血的风险，故临床上往往不敢运用化瘀药。魏师在临床上非常重视“瘀血”病机，特别是一些漏下日久、久治不愈、疗效不显的患者，辨证后准确使用化瘀药物，往往瘀去血止。

本部分介绍魏师有关血瘀型妇科血证学术思想的形成和辨证、辨因、按周期分时论治的方法，以及饮食调护的经验。其中，第二节是魏师三十年前在图书馆查阅纸质杂志资料后，一笔一笔地亲手写下的综述，这个综述记录了她的学习心得，这是魏师血瘀型妇科血证学术思想形成的基石，我们仅在原文基础上更新了部分指南或共识。

第一节　什么是妇科血证

妇科血证属中医“血证”范畴，是指出血性妇科疾病。妇科血证，相当于西医学的出血性妇科疾病，是妇科常见病、多发病，对妇女的健康威胁颇大。

按出血部位分类，妇科血证广义上包括妇女外阴、阴道、宫颈、宫腔、输卵管、卵巢等部位的异常出血，狭义上指以阴道出血为主证的妇科疾病。

虞抟在《医学正传》中提出妇科血证之时，仅指月经病血证，而当代妇科血证的范围甚广，按疾病类型分类，包括经、孕、产、杂各类病证的异常出血，常见于以下情况：①经病出血，如月经过多、经期延长、崩漏、经间期出血、经行吐衄、经断复来等，可见于西医的功能失调性子宫出血、子宫肌瘤、子宫腺肌病、生殖器炎症等所致的异常出血；②妊娠出血，如胎漏、胎动不安、胎死不下、异位妊娠、鬼胎等，西医可见于各类流产、异位妊娠、滋养细胞疾病等；③产后（含顺产、剖宫产、人工流产、引产后）出血，如产后血崩、恶露不绝等，西医可见于产后出血、胎盘残留等；④其他，如癥瘕下血、外阴阴道外伤血肿、黄体破裂出血，甚至内科疾病或药物导致的阴道出血等。

妇科血证是妇产科常见、疑难、危急重病，在女性疾病中占有举足轻重的地位。

妇科血证是在外感六淫、内伤七情、多产房劳、久病、跌仆闪挫等致病因素的影响下，机体气血失调、脏腑功能失常，从而导致冲任督带损伤，而引发的多种妇产科出血性疾病。主要病因病机不离虚、热、瘀三方面，《临证指南医案・卷九崩漏》总结："原其致病之由，有因冲任不能摄血者，有因肝不藏血者，有因脾不统血者，有因热在下焦迫血妄行者，有因元气大虚不能收敛其血者，又有瘀血内阻，新血不能归经而下者。"

早在隋朝时期，《诸病源候论》就有"崩而内有瘀血，故时崩时止，淋沥不断"的记载，指出崩漏的发生与瘀血密切相关。孙思邈认为，瘀血是导致崩漏的重要病机，提出"血瘀致崩"的理论。明代《普济方・妇人诸疾门》谓："崩而淋漓不断，血瘀于内也"，认为血瘀体内，影响冲任，血不循经，故经血非时而下，淋漓不尽。《血证论》云："失血何根，瘀血即其根也。"唐宗海主张出血的根本在于瘀血，瘀血导致脉络损伤，血溢脉外，故引起出血。妇女经期产后，离经之血，阻滞胞宫，或外邪（寒邪、热邪、痰浊等）客于胞宫，阻滞脉络，气血运行不畅，瘀血停滞，血不循经，引起出血，正如《血证论》所言："此血在身，不能加于好血，而反阻新血之化机"。魏师结合前人理论及多年临床经验，认为"瘀血"是导致出血的重要病因病机。

治疗上，宋代《妇人大全良方》言："血崩乃经脉错乱……便有结瘀之血，凝成窠臼"，陈自明认为，瘀血使妇人"经脉错乱，不循故道，淖溢妄行"，发生崩漏，当以"去故生新"为治，不仅提出瘀血的病因病机，更指出治疗上当化瘀生新。魏师提出，如何判断"瘀血"，找出瘀血型血证的"因""症"，并探明其止血的机理，值得我们探讨。

第二节 活血化瘀法治疗妇科血证

一、瘀血与妇科血证的关系

（一）瘀血的含义

“瘀”在《说文》《辞海》中释为“积血”。唐容川有“离经之血即瘀血”之说。《简明中医辞典》认为瘀血是指血液瘀滞体内，包括溢出经脉外而积存于组织间隙的，或因血液运行受阻而滞留于经脉内以及淤积于器官内的。

可见，凡血液的浓、黏、凝、聚程度增加，流动阻滞；或渗溢出脉管之外而成为离经之血，均属瘀血。

（二）瘀血的成因

引起瘀血的原因很多，主要有气滞、血寒、血热、气虚、肾虚、血虚、血溢及久病成瘀等。

1. 气滞 气为血帅，气行滞缓则血必涩流；气行有阻则血必不通。

2. 血寒 血得温则行，遇寒则凝；且寒主收引，收缩血脉使血流不畅。《灵枢·痈疽》云：“寒邪客于经脉之中则血泣，血泣而不通。”王清任曰：“血受寒则凝结成块。”

3. 血热 热灼津血而稠，致血液凝滞。王清任云：“血受热则煎熬成块。”

4. 气虚 气虚运血无力，血行缓慢、凝滞。王清任云：“元气既虚，必不能达于血管，血管无气，必停留而瘀。”

5. 肾虚 气虚阳衰，血失温煦，运行失畅；精亏血少，血脉失养；或阴虚血热，灼伤津血，致血液凝滞。

6. 血虚 血少不能充盈脉道，脉管失营，血中之气衰少，致脉涩运行缓慢。

7. 血溢 血液溢出脉管之外，离经之血蓄积成瘀。

8. 久病 叶天士创新地提出“久病入络”。王清任亦认为“久病入络为瘀”，“凡久病从血治为多”，故有“久病必瘀”之说。

以上各种瘀血成因中，临床以气滞、血热、血寒、气虚、肾虚为常见。女子形成血瘀的病理变化机会较男子多，这是由女性的生理特点所决定的。首先，经、孕、产、乳以血为用，亦数脱于血，致血常不足，气常有余；“女子以肝为先天”，血虚则肝失濡养，情志不畅疏泄失职则致气郁血滞；其次，经期、产后血室开放，易感外邪，或兼房事不节，致邪与余血相搏成瘀。因此，妇产科疾病中，血瘀是常见病机。

（三）瘀血相关妇科血证的病因

妇科血证是出血性疾病，常常因下列因素而致“离经之血，留而成瘀”。

1. 血室长开，易感寒热之邪，邪与余血互结成瘀。

2. 情志所伤（忧、思、悲），气机失畅，气滞则血瘀。

3. 因出血量多、日久，而早用、过用或久用收涩药，致血行缓滞而成瘀。

4. 肾脾气虚，气血运行无力，瘀血内阻，留而成瘀。

可见，在妇科疾病中，血证与瘀血的关系尤为密切。由瘀致出血，出血又增瘀，因果相干，恶性循环。

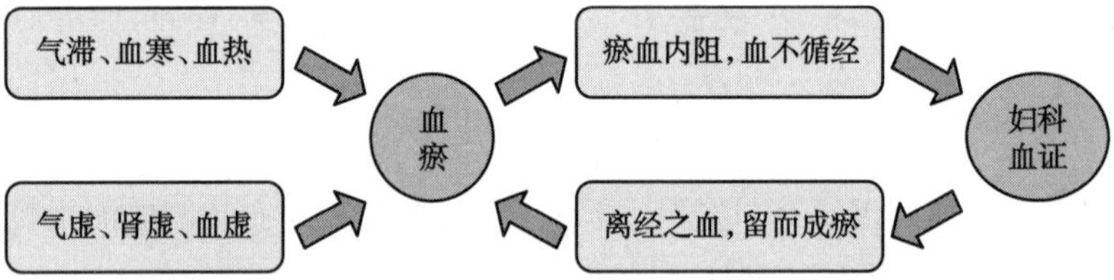

二、血瘀型妇科血证的诊断

现代医家对妇科血证中判断是否有血瘀的方法众说纷纭。

夏桂成认为，血瘀的诊断，主要掌握两个重要症状：一是阵发性出血，二是大血块排出。马龙伯认为，血瘀的临床表现包括形气充实，小腹胀痛拒按，痛过于胀，所下血块多而且大，块下痛减，口燥唇干，舌质紫红或有瘀点、瘀斑，脉息沉涩而实，或沉弦而涩。王大增认为，诊血瘀以有无小腹胀痛为主要依据，其次看经血，质稠色深有块，或有肉样组织为有瘀，不要以舌有瘀点而定。经漏日久不止，亦要想到血瘀。罗元恺认为，血瘀的诊断除临床见症可参考外，在望诊和切诊上有其特点：①面色紫暗或黧黑；②唇紫舌青或有瘀斑（一般多见于久病或淤积明显的患者）；③皮肤干燥无泽，甚则肌肤甲错；④脉象沉弦或沉涩。

2021 年国家标准《中医临床诊疗术语》关于血瘀动血证的诊断：因瘀血内阻，血溢脉外所致，临床以出血，血色紫暗，夹见血块，舌质暗淡或紫，有瘀点、瘀斑，脉细涩，伴见局部刺痛，固定不移，或肢体青紫色斑块、血肿等为特征。

国家中医药管理局颁布的《中医病证诊断疗效标准》中指出，血瘀证的诊断标准是经色暗或黑，夹有瘀块，小腹疼痛，块下痛减，舌质紫暗或边有瘀斑，脉沉涩或弦紧。

魏师个人体会，血瘀型妇科血证的诊断依据包括：①出血日久，量时多时少或时流时止，色暗时浅时深，或质稠、有块；②舌色暗、紫，或有瘀点、瘀斑，舌底脉络迂曲；③小腹疼痛，刺痛为主，痛处固定；④面色晦暗，环唇黧黑；⑤皮肤干燥，口干咽燥。

以上各条，只要具备①或②即可诊为血瘀，③、④、⑤均为或有症状。

三、活血化瘀法在妇科血证中的运用

（一）据“因”分证论治

瘀血的成因有寒、热、虚、实之异，病证有经、孕、产、杂之分，其西医病因亦各不相同。因此，运用活血化瘀法治疗血瘀型妇科血证，应根据瘀血的成因、不同的病证及其西医学病因，分别论治，亦可根据对瘀血的总治法，采用基本方加减治疗。各型的证候既有上述“血瘀”的共证，又各具特点，可根据伴见症和舌脉进行辨证，治法方药亦同中有异。

1. 气滞血瘀证　伴见胸胁脘腹胀闷，小腹胀痛，经前乳房胀痛，时轻时重，脉弦涩。

治法：行气活血，化瘀止血。

方药：膈下逐瘀汤或宫外孕Ⅱ号方加味。丹参、赤芍、桃仁、枳壳、台乌各12g，三棱、莪术各8g，三七末3g（冲服），益母草30g，蒲黄12g，炙甘草6g。

2. 寒凝血瘀证　伴见形寒肢冷，小腹冷痛，得温痛减，舌苔白，脉沉迟而涩。

治法：祛寒化瘀止血。

方药：少腹逐瘀汤或宫外孕Ⅱ号方加味。丹参、赤芍、桃仁、艾叶、蒲黄、枳壳各12g，小茴香、三棱、莪术各8g，补骨脂15g，玉桂3g（焗服），益母草30g。

3. 热壅血瘀证　经色紫暗质稠，小腹刺痛，灼热感，伴口干咽燥，舌暗红苔黄，脉涩而数。

治法：清热化瘀止血。

方药：四乌贼骨一芦茹丸合宫外孕Ⅰ号方加味。茜根、鱼腥草、丹参、赤芍、桃仁、枳壳各12g，贯众、七叶一枝花、马齿苋各20g，侧柏叶15g，甘草6g。

4. 气虚血瘀证　经血暗而淡，质偏稀，小腹坠痛，伴见神疲体倦、短气懒言或自汗，舌质淡暗，脉虚弱。

治法：益气化瘀止血。

方药：四君子汤＋失笑散+宫外孕Ⅰ号方加减。五灵脂、蒲黄各10g，丹参、赤芍、桃仁、枳壳各12g，党参、黄芪、白术各15g，五指毛桃30g，炙甘草8g。

5. 肾虚血瘀证　伴见腰酸膝软，头晕耳鸣或夜尿多，舌质暗，脉沉涩尺弱。

治法：固肾化瘀止血。

方药：宫外孕Ⅰ号方合寿胎丸加减。丹参、赤芍、桃仁、枳壳各12g，桑寄生、续断、菟丝子各15g，蒲黄10g，益母草30g，炙甘草6g。若偏肾阳虚，伴见形寒畏冷，舌淡苔白润，脉沉迟无力者，治宜温肾化瘀止血，可用上方加补骨脂、鹿角霜各15g，熟附子10g；若偏肾阴虚，伴见口干咽燥，舌暗红少苔，脉细弦者，治宜滋肾化瘀止血，方用宫外孕Ⅰ号方合二至丸加味（丹参、赤芍、桃仁、枳壳各12g，女贞子15g，太子参、墨旱莲各30g，蒲黄10g，贯众20g）。

（二）根据辨病分类论治

妇科血证中，经、孕、产、杂各类疾病有着不同的治疗方法，即使同一类病，由于西医学的病因不同，其治疗方法亦有差异；因此，应根据该出血所属经、孕、产、杂病证的不同，并结合西医学病因治疗，具体如下。

1. 经病出血　总治法是化瘀止血调经，若检查无器质性病变，则可按中医辨证论治，若属子宫肌瘤者，宜活血化瘀，兼软坚散结，以辨证方加龙骨、牡蛎、荔枝核各30g，橘核15g；属子宫内膜炎者，应兼清热化湿（或解毒），以热壅血瘀型方加败酱草、蒲公英、白花蛇舌草各15g；如属宫内节育器位置异常者，应予取出、换环，或改用其他方法避孕；如属子宫颈（内膜）息肉，应予摘除。

2. 妊娠下血　尤为复杂，必须通过检查，明确诊断，如属先兆流产（胎漏、胎动不安），治宜活血化瘀安胎，方用寿胎丸去阿胶加化瘀止血药，如桑寄生、续断各15g，菟丝子、金樱子各20g，鸡内金12g，三七末3g（冲服），丹参、苏梗各10g；属过期流产（胎死不下）者，治宜活血化瘀下胎，方用宫外孕Ⅱ号方合佛手散加减（丹参、赤芍、桃仁、枳壳各12g，三棱、莪术各8g，当归、牛膝各15g，川芎9g）；如属异位妊娠（未破损期），治宜活血化瘀，消癥杀胚，方用宫外孕Ⅱ号方加延胡索 12g，紫草 20g，全蝎 6g，蜈蚣 3 条。妊娠出血的诊断，有时较为困难，尤其是早早孕期，各项症状、体征均不典型，往往需要动态观察、反复多次诊察，方能确诊。同时，应根据病情需要，采用中西医结合治疗。

3. 产后恶露不绝　根据产后“多虚多瘀”的特点，化瘀兼补虚，忌用腻滞酸涩之品，常用生化汤加味（当归、枳壳各 12g，桃仁 10g，川芎、炮姜各 8g，益母草、五指毛桃各 30g，炙甘草 8g）；如检查疑有胎盘、胎膜残留者，宜择时清宫；如合并生殖器感染者，应兼抗感染治疗。

（三）基本方化裁

根据《血证论》“若瘀血不去，则新血不生”“故凡血证，总以祛瘀为要”的理论，大多数血瘀型妇科血证如月经过多、经期延长、崩漏、胎死不下、异位妊娠、葡萄胎、子宫肌瘤、产后恶露不绝等，均可以宫外孕Ⅱ号方加味（丹参、赤芍、桃仁、枳壳各 12g，蒲黄 10g，三棱、莪术各 8g，益母草、五指毛桃各 30g）为基本方。

方中丹参能活血祛瘀生新，《本草纲目》云：“丹参能破宿血，补新血，安生胎，落死胎……其功大类当归、地黄、川芎、芍药故也。”由丹参、赤芍、桃仁组成的宫外孕Ⅰ号方有增加血浆纤维蛋白原和血浆黏稠度，降低血浆纤溶活性的作用。三棱、莪术能破血祛瘀，行气止痛。《医学衷中参西录》说：“如三棱、莪术性近和平，而以治女子瘀血，虽坚如铁石亦能徐徐消除，而猛烈开破之品转不能建此奇功，此三棱、莪术独具之良能也。”由以上五药组成的宫外孕Ⅱ号方，具有降低血浆纤维蛋白原，提升血浆纤溶活性及血浆胶原酶活性，抗血栓形成等作用。益母草、蒲黄活血化瘀，促进子宫收缩；枳壳理气导滞，五指毛桃健脾生血通络。全方合用，活血化瘀，瘀祛则血安。以上各药均属性平或微寒、微温之品，无辛燥动血之虞，且丹参、赤芍、桃仁、三棱、莪术等都具有抗炎作用，实有寓防于治之效。魏师几十年来用此方治疗各种子宫出血，取得了良好效果，后将该方制成的合剂“宫血停”用于治疗血瘀型崩漏 37 例，总有效率为 91.89%。

（四）治疗注意

1. 本法适用于“血瘀”证，无“瘀”者不宜，胎漏、胎动不安者尤需谨慎，确为有瘀血者，亦应从轻剂、缓剂开始，剂量由小逐渐增大。

2. 根据体质的虚实、血瘀的轻重选用方药。体虚瘀轻者用缓剂，体实瘀重者用峻剂。可参考下列活血化瘀中药的分类选用：①养血化瘀，如当归、丹参、赤芍、鸡血藤等；②祛瘀生新，活血化瘀，如川芎、红花、五灵脂、蒲黄、牡丹皮、茜根、益母草等；③攻瘀散血，如大黄、延胡索、水蛭、虻虫、全蝎、泽兰、王不留行、地龙等；④破血消癥祛瘀，如三棱、莪术、乳香、没药、桃仁、山楂、血竭、穿山甲等。

3. 祛瘀中病即止，始终顾护正气。

4. 出血量多如注时，宜采取综合措施止血。如崩漏大出血时，急予独参汤、参脉液口服或参麦注射液静脉滴注，采取针灸、输血、刮宫、止血药、激素等中西医方法结合抢救。

5. 注意调护，如调畅情志、避免过度紧张，避免劳累，合理饮食，忌寒凉生冷或辛辣刺激食品，讲究卫生，以免感受外邪。

6. 防治结合，慎用收涩之品，适用活血之品以防瘀滞。哈荔田教授说：“崩漏之属于气滞血瘀者，固宜以活血化瘀为主，然在其他证型的出血阶段，适当参以活血化瘀之品，可起到化瘀生新的作用。否则，补不兼行则滞，涩不兼通则瘀，清不兼行则凝。”魏师在临证时，对出血时间长的患者（安胎者除外），接诊时大都先予三四剂活血化瘀药；不管什么证型，都适加益母草、蒲黄、枳壳等行气活血化瘀、促进宫缩之品，往往都收到预想不到的良效。

四、现代研究概况

（一）活血化瘀法治疗月经血证

1. 病因病机　越来越多的医家认识到，“血瘀”是导致崩漏出血的重要机理。如尹通认为，不论何因引起的崩漏，其结果都是离经之血，失去生理功能，成为瘀血。因此，血瘀是引起子宫出血之本质，是产生崩漏的机理。杨家林认为，漏下日久，寒、热、虚、滞常导致血瘀，瘀血阻滞，新血不得归经，又成为崩漏新的病因，加剧崩漏出血，就病机转化而言，血瘀既是导致崩漏的病因，也是其他病因引起崩漏导致的结果。这与《血证论》所指出的“吐衄便漏，其血无不离经……既是离经之血，虽清血、鲜血，亦是瘀血，离经既久，其血变作紫血”甚为吻合。

2. 诊疗标准　长期以来，各个医家对血瘀型崩漏的诊断标准提法不一，国家中医药管理局颁布的《中医病证诊断疗效标准》中指出，崩漏的诊断标准包括：①经血无周期可循；②经量或暴下如注，或漏下不止，或两者交替出现；③须与胎漏、异位妊娠、产后出血、赤带以及癥瘕、外伤引起的阴道出血相鉴别。

3. 治疗方法

（1）辨证论治：活血化瘀是治疗血瘀型崩漏的大法，正所谓“欲致新必先推陈”。具体运用则因“因”“兼证”而异。李丽芸临床上将崩漏辨证分为脾虚、肾虚、血瘀、血热4种证型，认为瘀血既是病理关键，又是新的致病因素，临床上常用红花、赤芍、当归尾、蒲黄、牡丹皮、桃仁、益母草等活血化瘀药物，善用活血化瘀、止血调经大法，使瘀血除，新血生，崩漏止。董克勤临床中以化瘀清宫法为治疗大法，佐以温经、清热、补虚、养阴之法，使得“寒者温之”“热者清之”“虚者补之”“郁者疏之”，常在四物汤基础上采用益母草、紫珠草、蒲黄炭、三七等加减，全方组方轻巧，荡涤离经之瘀血，可达到不止血而血自止之功效。

（2）经验专方：总的看来，临床运用较多的方剂包括四物汤、生化汤、失笑散、四草汤等；运用较多的中药包括当归、蒲黄、益母草、五灵脂、桃仁、赤芍等相对温和的化瘀止血药；三棱、莪术等力专势猛之药则运用较少。

4. 现代医学研究

（1）临床病理研究：现代临床病理研究表明，崩漏与西医下列疾病相关，包括功能性子宫出血、女性生殖器炎症、部分良性肿瘤、子宫内膜异位症等。叶青等通过对功能性崩漏患者血清纤维蛋白（原）降解产物、血液流变学、动脉血流功能的观察，发现崩漏患者的纤维蛋白（原）降解产物较正常人高；崩漏出血可能与血液黏滞度增高、血流阻力增大、血管内压上升而微血管破裂出血有关。即是说，血液黏滞度增高可能是崩漏出血的主要原因之一。匡奕璜指出，子宫出血的病因很多，但终因子宫收缩不良所致，而子宫收缩不良乃因子宫腔内有“异物”存在，残存之“异物”影响子宫收缩而致出血。病理检查证实，子宫内膜厚、坏死多则出血多，持续时间长；子宫内膜坏死少，出血亦少。故异常子宫出血的病理改变主要在于血液流变学的改变、血流动力学的改变、凝血机制的改变、子宫肌收缩不良等，这些均可由炎症、肿瘤、神经内分泌失调等所致。

（2）实验药理研究：李广文认为，止血药中缩短出凝血时间的药有三七、荆芥炭、茅根、艾叶、血余炭、小蓟、茜草炭；缩短凝血时间的药有仙鹤草、生地黄、蒲黄、白及、露蜂房；缩短出血时间的药有莲房、槐角、槐花、藕节、大蓟；升血小板的药有当归、白芍、生地黄、熟地黄、山茱萸、桂圆肉、紫河车、仙鹤草、三七、藕节；促子宫收缩的药有马齿苋、益母草、茺蔚子、红花、蒲黄、山楂、急性子、五味子、麝香、大黄、牛膝、枳壳、鸡血藤、炒枣仁、远志、合欢花。

（3）临床药理研究：据现代医学药理研究，多数活血祛瘀药具有抗炎、消肿及增加血流量，改善微循环，促进瘀阻病变转化和吸收的功能。桃仁作为活血化瘀的要药，味苦、甘，性平，归肝、心、大肠经，具有活血化瘀、润肠通便的功效，在临床广泛用于各类活血化瘀方中。现代药理学研究也证明了桃仁的提取物有显著的抗凝血和抑制血小板聚集的作用，尹立敏等选取健康SD大鼠170只，构建大鼠模型，给药14天后观测大鼠血小板参数指标。研究结果显示，桃仁提取物能够明显降低大鼠的血小板分布宽度，改善大鼠血液的高凝状态。宫血停治疗血瘀型崩漏的止血机理可能在于：提高血小板的聚集黏附能力、促纤溶活性及调节前列环素的释放。概括以上观点，活血祛瘀药完成止血任务的几条主要途径可归纳如下：提高凝血机能，改善血液物化指数，参与纤溶系统，改善局部微循环，促进瘀阻病变的转化和吸收；改善子宫肌收缩功能，使血管闭塞，加速子宫内膜剥脱，清除宫内瘀血；抗炎，抑制病原微生物，影响炎症过程；改善局部循环，降低毛细血管通透性；可减轻渗出性水肿，减轻炎症反应程度；调整内分泌，使女性下丘脑-垂体-卵巢轴恢复正常运转，提高排卵率，达到经水自调的目的。

（二）活血化瘀法治疗妊娠血证

1. 古方的应用　赵美凤认为，母体血流受阻，胎盘微循环障碍致胎盘供血不足，是造成屡孕屡堕的原因。以桂枝茯苓丸活血化瘀，有散癥消瘀、养胎固胎之效。水正等用少腹逐瘀汤治疗先兆流产68例，方药如下：小茴香6g，干姜1g，延胡索3g，没药3g，当归10g，川芎3g，肉桂3g，赤芍6g，蒲黄10g，五灵脂6g。夹热者加黄芩6g、生地黄10g；夹寒者加艾叶6g；气虚者加黄芪15g、山药15g；气滞者加香附6g、香橼3g。治疗总有效率达到92.0%。

2. 基本方加减　林蓉等运用补肾活血化瘀法，治疗子宫腺肌病早期先兆流产患者30例，患者子宫动脉血流得以显著改善，12周活胎率为73.3%。

3. 辨证分型及机理探讨　张迎春认为孕后“血瘀”的成因有四：一则因孕后为供养胞胎，机体常处于气有余而血不足的状态，阴血不足则阴虚而生内热，热灼伤及阴液则日久成瘀，瘀阻胞宫则胎元不固；二则有因于气，气为血帅，气行则血行，现代女性因工作、家庭及社会等原因，导致压力过大，易致气郁，气郁则气机不畅，气滞则血瘀；三则有因于寒，素体阳虚，加之寒邪侵袭机体，客于经络则血泣不通；四则有因于伤，近年来，人工流产和引产现象较为常见，或因屡孕屡堕、频繁进行宫腔操作，手术易损伤血络，致宫腔粘连而血行不畅。这些均可致胞宫局部血液停滞、阻塞，胞脉运行不畅，导致瘀血滞留胞中、胎失所养，最终可致胎元不固或胎萎不长而流产，因此非活血化瘀法安胎不可。辨证可分为阴虚内热血瘀、气滞血瘀及寒凝血瘀等，治疗上，予以清热凉血、滋阴养血及暖宫散寒等安胎治疗的同时，灵活变通，适当应用活血化瘀药如当归、川芎、丹参、三七、桃仁等，使得瘀祛脉络通，胎有所养则胎自安，从而提高临床治愈率。

（三）活血化瘀治疗药物流产后血证

秦玉旋等人探讨益气化瘀汤对药物流产后恶露不绝气虚血瘀证患者子宫机能、凝血功能和血液流变学的影响，结果显示，西医常规治疗联合中药组治疗 7 天后恶露量、恶露质、恶露色、小腹疼痛、少气懒言、四肢乏力评分更低，子宫动脉收缩期峰值流速、止血率更高，月经复潮时间、止血时间更短。师静等人用加味生化汤治疗产后阴道出血，选取药物流产后阴道出血患者 136 例，按随机数字表法分为观察组和对照组，每组 68 例，对照组采用常规西药治疗，观察组在此基础上加用加味生化汤治疗，结果显示，加味生化汤能明显改善临床症状，减少阴道出血。

由上可见，活血化瘀中药，对药物流产后阴道出血，有着确切的疗效，然而药流后出血量多、时间长的原因较复杂，可能包括服用米非司酮和米索前列醇后子宫内膜纤溶活性增高，前列腺素增多，垂体黄体生成素下降致黄体萎缩慢，及不全流产少量胚胎组织残留、子宫复旧不良等。活血化瘀中药作用于哪一环节，还有待于进一步探讨。

五、体会

妇科血证是指以阴道出血为主症的妇科病，血瘀是导致出血的重要病机。“离经之血，留而成瘀”“瘀血占据血室”，又致“血不循经”而加重出血，成为因果相干，恶性循环之势。临床常见的妇科血证如崩漏、月经过多、经期延长、胎漏、胎动不安、产后恶露不绝等，凡出血日久，量时多时少，或时流时止，色暗时浅时深者，均可按瘀血论治，适当选用活血化瘀方药防治，多能取效。

运用活血化瘀法治疗妇科血证，应根据证候辨明瘀血的不同成因，分别采用益气化瘀、行气化瘀、散寒化瘀、清热化瘀等法，同时结合其西医学病因，辨证结合辨病，以提高疗效。亦可根据“血瘀者必先逐之”的理论，拟基本方治疗，有较好的疗效，值得进一步研究推广。

活血化瘀法治疗妇科血证的机制有待探讨。目前对血瘀型崩漏及药流后出血的研究较多，对胎漏、胎动不安等血证的研究还不够广泛，亦尚无中成药开发，西医学方面的病因病机研究仍欠系统，造模方法有待完善。今后应针对不同病种不同证型，结合西医学病因，探讨其不同的出血病因、止血机制，以进一步指导临床，提高疗效。

第三节　不同妇科血证的辨证辨病论治

妇科血证病机复杂，病证多样，既可为单独经期或经量的异常，亦可为周期、经期、经量中的二者或三者同时出现异常，即“经乱之甚”也。因发病缓急不同，出血之新久各异，故既需要辨证分型论治，又需要根据不同病类，注意用药宜忌和时机，还要根据“急则治标，缓则治本”的原则，灵活应用止血、澄源、调周、固本方法。

一、辨证分型论治

妇科血证的分型多样，据临床观察，魏师认为分为以下五型论治最宜。

1. 血热型　主要表现为月经先期、月经过多，甚至血下如注。多发生于青春期、育龄期，病程尚短。可用墨旱莲 30g、女贞子 15g、太子参 30g、侧柏叶 15g、牡蛎 30g、地榆 20g、马齿苋 20g、茜根 15g，鱼骨 15g，三七末 3g。

2. 气虚型　月经先期、量多，淋漓日久，甚或暴崩不止。可用党参 20g、黄芪 15g、白术 15g、赤石脂 15g、岗稔根 30g、续断 15g、煅牡蛎 30g、阿胶 12g（烊服）、三七末 3g、益母草 25g、炙甘草 8g。

3. 血瘀型　月经过多，经期延长或崩中漏下；流血时多时少，时流时止。或闭崩交替，常虚实夹杂。可用丹参 15g、赤芍 15g，桃仁、蒲黄、枳壳各 10g，茜根、海螵蛸各 12g，五指毛桃、益母草各 30g，贯众 15g，炙甘草 6g。

4. 肝肾阴虚型　月经先期，经期延长，量少或多，甚则崩中漏下，淋漓不断，多见于青春期。可用女贞子 15g，墨旱莲 15g，地榆 15g，地稔根 25g，阿胶 15g（烊服），制何首乌 25g，太子参 25g，麦冬 12g，五味子 9g，马齿苋 20g。

5. 脾肾阳虚型　暴崩如注，或淋漓不止，多见于更年期，病程较长。可用党参20g，黄芪20g，白术15g，赤石脂15g，补骨脂15g，岗稔根30g，制何首乌25g，金樱子25g，益母草30g，炙甘草8g。

从以上各型之证候表现可见，排卵性功能失调性子宫出血（月经先期、月经过多、经期延长）多属血热、气虚、血瘀，以气血失调为主，病情较轻。无排卵性功能失调性子宫出血（崩漏）则多属肝肾阴虚、脾肾阳虚或虚实兼见之脏腑功能失调，病情偏重。

二、辨病因时论治

中医诊断疾病讲究辨病辨证相结合。宋代朱肱在《南阳活人书》中云："因名识病，因病识证，如暗得明，胸中晓然，无复疑虑，而处病不差矣。"明代周慎斋曰："病有标本，多有本病不现而标病见者，有标本相反不相符者，若见一证即医一证，必然有失。唯见一证，而能求其证之所以然，则本可识矣。"阴道出血是多种妇科疾病的共有表现，而妇科血证的病因复杂、病种多、范围广，发病缓急、病情轻重、治法用药、预后转归各有不同，临证首先应辨别阴道异常出血是哪类及哪种病所致，即辨病。

月经受肾或肝脾 - 冲任 - 胞宫轴的调节，该轴以肾气为先导，《傅青主女科》中直言"经本于肾"。肾气包括肾阴和肾阳，肾精是肾气的物质基础，肾气是肾精的功能表现。肾气的盛衰，既取决于肾精是否充实，也依赖于肾中阴阳是否协调均衡。在正常的月经周期中，存在着肾中阴阳消长的动态变化：行经期子宫泻而不藏，排出经血，表现为重阳转阴的特点；经后期冲任空虚，阴阳俱不足，此期全身阴血下注胞宫，表现为阴气渐长，以促进卵泡发育及子宫内膜增厚；经间期阴长至重，精卵成熟，由阴化阳，阳动以排卵；经前期阳气渐长至重，阴阳俱盛，或精卵着床以受孕，或血海满溢，泄为月经。按"同病异治，异病同治"的原则，结合月经的周期调节理论，根据月经周期不同阶段的特点，调整脏腑，调和气血阴阳，调节肾或肝脾 - 冲任 - 胞宫轴，治疗妇科血证，即辨病因时论治。

（一）辨病

1. 月经先期　重于调周，每于患者不正常月经周期前一周始，用辨证方加养阴、宁血、安冲之品（如何首乌、岗稔根、地稔根、白芍、金樱子等）。至月经周期前止，以防月经提前。

2. 月经过多　重在减少经量，凡行气活血辛窜药慎用，出血期适当辨证选加止血药。

3. 经期延长　重在缩短经期。本病因流血时长，多致瘀滞，每需采用活血化瘀法取效。

4. 崩漏　本病无期可循，势急症重，终难自止，治之既分寒热虚实，又根据出血之不同阶段，分别用止血（塞流、澄源）、调周（复旧）方法。

5. 癥瘕　重在化瘀消癥以止血，可用具有较强化瘀力量的药物如三棱、莪术等。

（二）因时

1. 行经期　出血的前四天，经血以畅行为顺，可使用宫外孕Ⅰ号方，化瘀行血，促进内膜顺利排出，出血后期，应注意引血归经，不可太过活血，但仍可化瘀止血，偏寒者，可用益母草、蒲黄等；偏热者，可用马齿苋等。

2. 经后期　出血五天后，经水适净，内膜脱落，精血耗伤，血海空虚，应滋补肝肾、冲任，阳虚型亦应适当滋阴。

3. 经间期　由阴转阳，阴血稍充足，需益肾助阳及调气活血，可使用香附、丹参、续断等，促进阴阳转化。

4. 排卵后期　阴已转阳，肾气旺，天癸充，冲任盛，应以补阳为主，水中补火，阴中求阳。

5. 经前期　阳转入阴，应因势利导，以通为主，调畅气血，可选用丹参、枳壳、茺蔚子等药。

（三）治疗注意

1. 控制出血，勿离扶脾益气养血；调整周期重于滋肾补肾调肝。

2. 崩、漏治法有别，治崩宜固涩升提，不宜辛温动血，归、芎俱慎。治漏宜养气调血，不宜偏于固涩，炭类尤慎，常需化瘀生新、引血归经。

3. 注意兼证，如盆腔炎或内科疾病等，需及时处理。

4. 注意有无怀孕可能，必要时可先验孕后开药，或使用经孕两相宜类药物，如鸡血藤、郁金、五指毛桃等。

5. 重视妇检，可帮助医生判断出血的量、色、质及出血的部位。

第四节　妇科血证的食疗调护

一、食疗

食疗是在中医理论指导下，通过食物或药食搭配来治疗或辅助治疗疾病的方法。孙思邈《备急千金要方》曾载："食能排邪而安脏腑，悦神爽志，以资血气。若能用食平疴，释情遣疾者，可谓良工……夫为医者，当须先洞晓病源，知其所犯，以食治之。食疗不愈，然后命药。"

辨证论治有寒热虚实阴阳表里八纲之分，食物也有四性五味之别，总体来说即寒、热、温、凉四性，酸、苦、甘、辛、咸五味。魏师主张依据血证患者体质特点、不同生理时期、病证特点、食物的四性五味及升降浮沉特点等，合理选择膳食搭配，分期调护，以期达到防治疾病、养生保健的功效。

（一）经期

食疗原则：月经病多涉及气血失调、肝肾亏虚或寒湿凝滞，结合病证寒热虚实特点辨证施膳，相应选用寒凉温补食物，注重肝脾肾调补及气血疏泄。

1. 饮食宜进

（1）月经先期、月经量多：血热者宜清热止血，如百合、藕汁、黑木耳等；气虚不固者宜清补止血，如桑椹、银耳、莲子等；血虚者宜养血填精，如牛肉、猪肝等富含铁的食物。

（2）月经量少、月经后期：寒凝气滞者温经理气。代表食疗方：当归生姜炖羊肉汤、姜枣汤等，可适当加入葱、姜、蒜、香菜等调料助阳温经；夹有瘀滞者宜活血通经，如山楂等；肾虚气血不足者宜补肾养血，如牛肉、桂圆、鳝鱼等。

（3）月经先后不定期、月经后期：肝郁气滞者宜选疏肝食物，如佛手、小麦、玫瑰花茶等。

2. 饮食禁忌

（1）血热者：忌食辛辣、煎炸、动火的食物，如辣椒、胡椒、生姜、韭菜、香菜、牛肉、羊肉、狗肉等。

（2）虚寒者：忌生冷、滑腻、寒凉食物，如鸭、鹅、菠菜、苋菜、萝卜、柿子等。

（3）虚证：忌破气、败气食物，如白萝卜、大头菜等。

（4）出血期：忌活血、通经食物，如桃子、红糖、酒等。

（二）妊娠期

食疗原则：妊娠期女性的饮食调理直接关系到母婴健康。妊娠期妇女由于阴血下注养胎，整体处于阴血偏虚、阳气偏盛状态，多选用平补食物。

1. 饮食宜进

（1）宜甘平，宜富营养而易消化：如苹果、紫菜、鸡肉等易消化食物，容易减轻孕吐反应，药食同源，魏师临床喜用小半夏加茯苓汤（法半夏 10g，茯苓 30g，生姜 10~15g，柿蒂 20~30g）和胃止呕。

（2）早期多吃蛋白质含量高的食物：蛋白质是胎儿生长发育所必需的营养物质，因此妊娠期妇女应多摄入蛋白质含量高的食物，如鸡蛋、牛奶、鱼类等。

（3）中期应加强滋补，适当补钙：预防孕妇缺钙和胎儿骨骼发育不良。

（4）晚期宜少盐：妊娠期晚期，孕妇容易出现水肿等症状，因此应减少盐的摄入量。

2. 饮食禁忌

（1）忌辛燥，戒烟酒。

（2）忌过度寒凉、温补：螃蟹、甲鱼、薏苡仁等性寒，可能刺激宫缩，诱发流产。桂圆、人参、鹿茸等温热性补品，恐有伤阴之弊，应避免过度使用。

（3）慎食的水果、食物：如山楂、芒果、榴莲等。山楂活血刺激宫缩，芒果可能致敏，榴莲、过量汽水等高糖高热量食物可能增加妊娠糖尿病风险。

（三）产褥期

食疗原则：产后多虚多瘀，饮食应以清淡、易消化为主，同时注重补益气血。

1. 饮食宜进

（1）宜清淡，易消化：如鸡蛋羹、瘦肉、软饭。产褥期妇女的胃肠功能较弱，应选择清淡、易消化的食物，以促进身体的恢复。

（2）宜富营养：如家禽、蛋类、鱼虾、绿色蔬菜、豆制品。产褥期妇女需要摄入足够的营养物质，以补充生产过程中的消耗和满足哺乳的需求。

（3）食疗进补，内外合治：如猪脚姜醋、鸡姜酒、人参炖鸡等。这些食疗方具有温补气血、促进乳汁分泌的作用。乳房结块、乳络不通患者可用鲜橙皮煮水热敷乳房。断奶可服用回乳方煮汤（谷芽 30g、麦芽 30g、大腹皮 15g、山楂 15g、鹿角霜 15g、橘核 15g）。

2. 饮食禁忌

（1）适当忌口：如生冷瓜果、冷饮，寒凉多伤脾胃，寒凉则血凝，不利于产后气血充实、恶露排出和瘀血祛除。

（2）忌过于油腻、辛燥食物或兴奋性饮料等：产后失血伤津、气血虚弱，过食辛辣食物耗气伤津损血，且食物进入乳汁后不利于婴儿。

（3）忌饮食过饱或营养过于丰富食物：过饱容易导致消化不良和肥胖，营养过于丰富的食物可能导致乳汁中脂肪含量增加，有引起婴儿腹泻等的可能。

（四）日常饮食养生

由于女性生理上的特点，尤其是经、带、胎、产方面的特有疾病与男性有所不同，女性的日常饮食养生，经、孕、产、乳期的食养和妇科疾病的食疗均有其特点，补益肾精、养阴疏肝、健脾益气为常见的调理方法。

1. 补益肾精

（1）常用食物：乌骨鸡、乌贼、鱼鳔、枸杞子、海参。

（2）食谱举例：枸杞炖乌鸡、海参羊肉汤、客家鸡酒。

2. 养肝疏肝

（1）常用食物：补养肝血类，如枸杞子、黑芝麻、猪肝、大枣；疏肝解郁类，如陈皮、麦芽、玫瑰花、佛手、茉莉花。

（2）食谱举例：猪肝大枣汤、陈皮粥、玫瑰花茶。

3. 健脾益气

（1）常用食物：人参、山药、大枣、莲子、鸡肉。

（2）食谱举例：人参大枣乌鸡汤、黄芪红枣茶。

（五）食疗调护中的注意事项

1. 辨证施食　食疗应结合患者体质与病情，避免不当食用引发不良反应。

2. 营养均衡　注意蛋白质、维生素、矿物质的补充，避免单一饮食。

3. 协同药物　食疗作为辅助疗法，应与药物治疗协调进行。

4. 季节因素　根据时令调整食材，确保调补适度。

二、生活起居

1. 劳逸适度，起居有常　《黄帝内经》中的“起居有常，不妄作劳”阐释了气血循行与昼夜节律的同步性。女性月经生理需遵循“月廓盈亏”理论，寅时初醒以应春生之气，酉时静息以合秋收之令。高强度劳作易损脾阳，致水谷精微运化失司，形成气血两虚之候，发为经期延长、经质清稀等冲任不固证。亥时三焦经当令，子时肝血归藏，此时熬夜易致相火妄动，扰动血室，故需避用神过极、五志过激，通过“握固冥心”等导引术平秘阴阳，使营卫之气周流不息。因此，患者应避免熬夜及过度疲劳，保持规律的生活作息，做到早睡早起、避免过度用脑或情绪波动过大，从而调节内在的气血循环，帮助身体恢复健康。

2. 关注出血症状，避免剧烈活动　《素问》云：“血者，神气也”，强调血证治疗需形神兼治。崩漏、经行量多等急候出现时，当取静以制动原则，如“静水澄沙”，待气血自归经隧。在出血期间，过度活动如负重、跳跃等动作易致带脉弛张，引发离经之血走窜，易致气血逆乱，加重出血。静养可降气血耗损，可适当采取仰卧屈膝体位以利任督二脉气机回旋。另外，配合情志疏导，能宁心疏肝，气血自和。特别要警惕情绪波动引动肝火，形成气郁化火、迫血妄行之恶性循环。

三、调节心境

中医强调“心主血脉”，情绪对气血运行及疾病状态影响显著。

1. 陶冶情操，促进身心平衡　《黄帝内经》云：“恬惔虚无，真气从之；精神内守，病安从来。”女性往往因压力、焦虑或过度担忧而情绪波动，进而影响气血的正常运行。因此，保持情绪的稳定和心境的平和是治疗妇科血证的重要手段。王阳明曾言：“静则养心，心静则血自安。”因此，通过培养兴趣爱好，舒缓压力，女性能够增强自身的精神愉悦度，调整气血平衡，促进身体康复。

2. 良好社交，增进心理健康　心理健康与妇科疾病密切相关。良好的社交活动不仅能提供情感支持，还能帮助女性建立积极的生活态度。妇科疾病尤其是血证，与女性的情绪密切相关。所谓“喜则气缓，怒则气上”，良好的社交活动能够为女性提供情感上的支持，如适当参加社交活动、与亲友分享生活中的点滴，不仅有助于缓解心理压力，还能改善情绪，增加情感支持，有利于增强身体的自我修复能力，从而有助于促进血脉调和、疾病向愈。

第五节 使用中成药治疗妇科疾病经验

临床工作中，常遇因各种缘由不便煎煮或携带中药饮片的患友，对此，魏师会选用中成药作为辅助或替代来协助患友治疗，因而在运用中成药治疗妇科疾病方面，魏师也有丰富的经验。

一、月经病

（一）血府逐瘀丸

功能主治：活血化瘀，行气止痛。用于瘀血内阻、头痛或胸痛，内热瞀闷，失眠多梦，心悸怔忡，急躁善怒。

血府逐瘀丸主要由当归、赤芍、桃仁、红花、川芎、地黄、牛膝、枳壳、桔梗、柴胡、甘草等中草药精制而成。

魏师调经注重周期疗法，用药重视顺应月经各期阴阳气血变化规律，行经期（经行第1~4天）为重阳转化期，血海满盈而溢下，因而使用血府逐瘀丸来因势利导促经血排出，对于症见经期有血块，伴有痛经、舌质暗，苔薄，脉弦滑，证属瘀血互结者使用则更佳。

（二）坤泰胶囊

功能主治：滋阴清热、安神除烦。用于绝经前后诸证，如阴虚火旺者，症见潮热面红，自汗盗汗，心烦不宁，失眠多梦，头晕耳鸣，腰膝酸软，手足心热。

坤泰胶囊主要成分为熟地黄、黄连、白芍、黄芩、阿胶、茯苓。

对于肝肾不足兼见内热所致月经病者，尤其是月经过少者，魏师常于月经的前半周期（月经第5~11天）用坤泰胶囊来滋肾养阴、蓄养阴精、阴血，以促进经后阴长，为月经周期来潮奠定基础。

（三）六味地黄丸

功能主治：滋阴补肾。用于肾阴亏损，头晕耳鸣，腰膝酸软，骨蒸潮热，盗汗遗精。

六味地黄丸由熟地黄、酒萸肉、牡丹皮、山药、茯苓、泽泻组成。方用熟地黄、酒萸肉、山药三药来补养肝脾肾，养先天助后天生化之源，用泽泻、牡丹皮、茯苓三药以泻湿浊而降相火。

对于肝肾不足所致月经病，尤其是月经过少者，魏师常于月经的前半周期（月经第 5~11 天）用六味地黄丸来滋肾养阴，促进经后阴长。

（四）助孕丸

功能主治：补肾健脾，固冲安胎。常应用于复发性流产和先兆流产，中医证候属肾虚、脾肾两虚者。

助孕丸主要由黄芪、续断、桑寄生、菟丝子、熟党参、白术等 8 味中药组成。

对于脾肾不足所致月经量少、闭经、不孕症等病证，魏师常于月经的后半周期（月经第 12~23 天）使用助孕丸以补肾健脾，以促血海阴充阳长。

（五）滋肾育胎丸

功能主治：补肾健脾，益气培元、养血安胎、强壮身体。用于脾肾两虚、冲任不固所致的滑胎（防治习惯性流产和先兆流产）。

滋肾育胎丸由菟丝子、砂仁、熟地黄、人参、桑寄生、阿胶珠、制何首乌、艾叶、盐巴戟天、白术、党参、鹿角霜、枸杞子、续断、杜仲组成。

对于脾肾不足所致月经量少、闭经、不孕症等，魏师常于月经的后半周期（月经第 12~23 天）使用滋肾育胎丸以补肾健脾，使血海阴充阳长，维持肾阴阳相关平衡状态。

（六）逍遥丸

功能主治：疏肝健脾，养血调经。用于肝郁脾虚所致的郁闷不舒、胸胁胀痛、头晕目眩、食欲减退、月经不调。

逍遥丸由柴胡、当归、白芍、炒白术、茯苓、炙甘草、薄荷组成。

魏师常于经前期（月经第 24~28 天）使用逍遥丸来理气机、畅血行，使经来潮顺畅，同时缓解经前期心肝气郁的反应。

（七）加味逍遥丸

功能主治：疏肝清热，健脾养血。用于肝郁血虚、肝脾不和，两胁胀痛，头晕目眩，倦怠食少，月经不调，脐腹胀痛。

加味逍遥丸由柴胡、当归、白芍、炒白术、茯苓、甘草、牡丹皮、栀子、薄荷组成。

对于月经不调属肝郁脾虚兼有热者，魏师经前期（月经第 24~28 天）使用加味逍遥丸理气机，以通畅血行，推动气血运行，使经血顺势而下。

（八）葆宫止血颗粒

功能主治：固经止血、滋阴清热。用于冲任不固、阴虚血热所致月经过多、经期延长，症见月经量多或经期延长、经色深红、质稠，或有小血块，腰膝酸软，咽干口燥，潮热心烦，舌红少津，苔少或无苔，脉细数者，功能性子宫出血及放置宫内节育器后子宫出血见上述证候者。

葆宫止血颗粒由煅牡蛎、白芍、侧柏炭、地黄、金樱子、醋北柴胡、三七、仙鹤草、椿皮、大青叶组成。

魏师常用此药治疗阴虚内热所致经期延长、月经过多、崩漏等病。

（九）散结镇痛胶囊

功能主治：软坚散结、化瘀定痛，用于痰瘀互结兼气滞所致的继发性痛经、月经不调、盆腔包块、不孕；子宫内膜异位症见上述证候者。

散结镇痛胶囊由龙血竭、三七、薏苡仁、浙贝母组成。

魏师用此药治疗痛经，症见经期小腹疼痛剧烈，有血块，或伴带下过多，舌质暗，苔白腻，脉滑，证属痰瘀互结证者。

（十）田七痛经胶囊

功能主治：通调气血、止痛调经。用于经期腹痛及因寒所致的月经失调。

田七痛经胶囊由三七、五灵脂、蒲黄、延胡索、川芎、木香、小茴香、冰片组成。

魏师常于行经期使用此药治疗痛经，若伴有月经过多者则慎用。

二、带下病

（一）舒乐宁

功能主治：清热燥湿解毒、杀虫止痒，治疗“湿热下注”型带下病、阴痒。

舒乐宁由百部、黄柏、地肤子、蛇床子、徐长卿、白鲜皮、冰片等组成，魏师常用此药治疗各型阴道炎，证属湿热下注者。

（二）经带宁

功能主治：清热解毒，除湿止带，止痛调经。用于治疗妇科带下病湿热下注者及痛经热毒瘀滞者。

经带宁胶囊是采用贵州省苗族所用医药研制的民族药，由虎耳草、徐长卿、连钱草、老鹳草加工提取制成。魏师常用此药治疗各型阴道炎，证属湿热下注者。

三、盆腔炎

（一）盆炎康合剂

功能主治：活血化瘀，清热祛湿，行气止痛。适用于盆腔炎、附件炎、盆腔炎性包块及盆腔瘀血，中医辨证属湿热瘀阻型者。

盆炎康合剂是以毛冬青、金刚藤、丹参、赤芍、蒲公英、败酱草等12味药组成的中药制剂。配方中的毛冬青具有活血化瘀、清热解毒的功效，加上败酱草、丹参等多味药材，全方共奏活血化瘀，清热祛湿，行气止痛的功效。

（二）五味双柏散

功能主治：活血通络，祛瘀消肿，适用于跌打损伤早期，疮疡初起，局部红肿热痛或局部包块形成而未有溃疡者。

五味双柏散全方共五味药物，主要成分为大黄、关黄柏、泽兰、薄荷、侧柏叶。其中大黄为君药，具有活血通络，祛瘀消肿之功。侧柏叶凉血止血，清血中实热，泽兰活血化瘀，行水消肿，二者共助大黄功效。关黄柏清热燥湿、解毒疗疮，侧重祛体内之瘀血，散体内之积。本药物剂型为散剂，可用蜂蜜及热水调成糊状外敷。魏师常用此方治疗急性盆腔炎，症见腹痛、发热、盆腔包块者。

（三）加味双柏膏

功能主治：解毒、消肿、散瘀，适用于跌打损伤导致的关节肿痛、瘀血肿胀。

加味双柏膏全方共五味药，由侧柏叶、关黄柏、大黄、泽兰、薄荷合用制成。侧柏叶重于凉血止血，善于清血中之热。关黄柏有凉血解毒、清燥，祛体内之淤积的作用。大黄主要是用于瘀血证，可以起到祛瘀、消肿、止痛的功效。泽兰除凉血止血之外，还可以行水消肿。薄荷具备清血中之表热的功效。

该方原用于各种跌打损伤导致的肢体肿胀，气滞血瘀，魏师在临床上用该药治疗盆腔炎、盆腔包块、卵巢血肿等，亦起到良好疗效。

四、癥瘕

（一）散结镇痛胶囊

功能主治：消痰、散结、止痛，用于子宫内膜异位（痰瘀互结兼气滞证）所致的继发性痛经、月经不调、盆腔包块、不孕等。

龙血竭、三七、薏苡仁、浙贝母等为散结镇痛胶囊的有效成分，上述药物成分可以达到镇痛、散结、化痰湿、化瘀血等诸多功效，魏师常用此药治疗痛经，症见经期小腹疼痛剧烈，有血块，或伴带下过多，舌质暗，苔白腻，脉滑，证属痰瘀互结者。

（二）丹鳖胶囊

功能主治：活血化瘀，软坚散结。用于气滞血瘀所致子宫肌瘤、盆腔炎性包块，症见小腹胀痛、腰骶酸痛、带下量多、肛门坠胀、舌暗有斑者。

该方由丹参、三七、三棱、莪术、桃仁、当归、鳖甲、海藻、杜仲、炒白术、半枝莲、桂枝组成，方中丹参、三七、当归等为君药，活血化瘀、行气散结，三棱、莪术、鳖甲、海藻为臣药，理气破血、消肿散瘀，桃仁、桂枝、白术等为佐药，而助以益气活血、破坚通络之用，杜仲、半枝莲等为使药，有清热解毒、补益气血之用，诸药共奏活血化瘀、益气散结、软坚消肿之功效。

（三）宫瘤清

功能主治：活血逐瘀，消癥破积，养血清热。用于瘀血内停所致的小腹胀痛，经色紫暗有块，以及子宫壁间肌瘤及浆膜下肌瘤见上述症状者。

该方由熟大黄、土鳖虫、水蛭、桃仁、蒲黄、黄芩、枳实、牡蛎、地黄、白芍、甘草组成，方中熟大黄、土鳖虫、水蛭、桃仁、蒲黄活血逐瘀，消癥破积；枳实破气消积，活血化瘀；黄芩清热燥湿，解毒止血；牡蛎软坚化痰；地黄、白芍、甘草养血，缓急止痛；诸药合用具有活血逐瘀、消癥散结之功效，可减少子宫出血、纠正贫血及改善症状。

五、其他疾病

贞芪扶正颗粒

功效主治：可提高人体免疫功能，保护骨髓和肾上腺皮质功能；用于各种疾病引起的虚损；配合手术、放疗、化疗，促进正常功能的恢复。

贞芪扶正颗粒由女贞子、黄芪组成，女贞子具有滋阴益寿、补益肝肾的作用，黄芪可补气固表，二者配伍，既可补血，又可补气，魏师常用此药治疗月经多，经期延长，气血两虚证者。

第三章

临床医案

第一节 崩　漏

【病案一】

姓名：许某某。年龄：44 岁。婚育史：已婚，孕 1 产 1。

初诊：2006 年 7 月 18 日。

主诉：月经紊乱 1 年余。

现病史：1 年余前始月经异常，经期短时 10 天、长时 30 余天，中间间隔 3~7 天，量偏多，于 6 月 2 日行子宫内膜息肉摘除术，术后经量不减反增，西医予服“激素”治疗，至今未停药。前次月经：6 月 20 日。末次月经：7 月 17 日。

现症见：经量多，时腰酸，纳呆，眠不安，大小便正常。查：卫生垫经量多，色暗红，质正常，血块（+/-），痛（-）；舌淡红稍暗，苔微黄略厚，脉沉细略弦。

诊断：崩漏（脾肾两虚血瘀）。

治法：健脾固冲，祛瘀止血。

处方：丹参 12g，赤芍 12g，蒲黄 12g（包煎），桃仁 10g，三七 8g，五指毛桃 30g，党参 15g，白术 15g，益母草 30g，川芎 15g，枳壳 12g，炙甘草 8g，6 剂。

二诊：2006 年 8 月 10 日。末次月经为 7 月 17 日至 24 日。经后继服避孕药至今天方停药。8 月 1 日始少许阴道流血，持续 8 天，近日下腹胀，口干，纳好，眠欠佳，二便正常。舌质稍暗，苔微黄略厚，脉沉细尺弱。

治法：健脾补肾，活血调经。

处方：丹参 15g，赤芍 12g，桃仁 10g，党参 15g，白术 15g，蒲黄 12g（包煎），五指毛桃 30g，续断 15g，益母草 30g，枳壳 12g，三七末 3g，炙甘草 6g，7 剂。

三诊：2006年8月24日。末次月经为8月14日，量中，经行第一天量稍多夹血块，7天净。之后未再出现阴道流血，仍腰酸，无其他不适。神好，纳常，二便正常。舌淡红稍暗苔白，脉沉细略弦。

治法：补肾健脾，养血调经。

处方：党参15g，白术15g，五指毛桃30g，茯苓20g，法半夏10g，菟丝子20g，杜仲15g，狗脊15g，枸杞子15g，鸡血藤30g，何首乌12g，炙甘草6g，7剂。

随后患者前后加减治疗3个月余，停药后连续数月月经正常，无其他不适。

按：此例为中年女性，劳倦忧思易伤脾，中气下陷，冲任不固，血失统摄，经血量多而时长；患者已过六七之年，肾气渐虚，封藏失职，冲任不固，不能制约经血；再者曾合并子宫内膜息肉，息肉属中医之“癥瘕”，其成因为“气聚血凝，结而成块”，术后之初仍有留瘀。故本例患者以脾虚为主，兼肾虚、血瘀，属虚实夹杂之证，治疗上以健脾益气，固冲止血为主，兼以补肾化瘀，并根据是否出血分期论治，出血期以祛瘀止血为主，佐以益气，重在健脾；非出血期，应调周固本，重在补肾，最终使脾气得健，肾气得固，瘀血得除，则经自调。

【病案二】

姓名：阮某某。年龄：39岁。婚育史：已婚，孕4产3流产1。

初诊：2006年6月8日。

主诉：月经紊乱1年余。

现病史：2005年1月开始月经紊乱，经期为10~27天，中间间隔3~10天，量不多。曾2次置入宫内节育器，已取出。诊刮：无异常。5月12日开始服避孕药，行第1个人工周期治疗，6月1日停药，服药期间仍不规则出血至6月6日止。

现症见：时有头晕，纳可，失眠，心烦，口干，无下腹痛。舌红，苔黄，脉沉细。

诊断：崩漏（肝肾阴虚）。

治法：滋肾养肝，止血调经。

处方：女贞子20g，墨旱莲20g，地榆15g，地骨皮15g，太子参30g，白芍15g，麦冬15g，五味子9g，蒲黄10g（包煎），甘草6g。6剂（经行第6天开始服药)。

二诊:2006年6月20日。6月7日至今无阴道流血,现服避孕药行第2个人工周期治疗第18天。舌稍红,苔微黄,脉沉细略弦。

治法:补肾固冲(经前疏肝理气调经;经期活血化瘀,引血归经;经后滋肾扶脾养血)。

处方:①山茱萸15g,女贞子15g,墨旱莲20g,何首乌30g,太子参25g,续断15g,菟丝子25g,茯神25g,合欢花15g,酸枣仁15g,炙甘草6g。7剂(经后)。②丹参15g,赤芍12g,桃仁10g,茜根12g,海螵蛸12g,蒲黄10g(包煎),五指毛桃30g,益母草25g,墨旱莲25g,太子参30g,续断15g,炙甘草6g。7剂(经期)。

2006年7月5日、2006年7月18日分别再配2006年6月8日处方各5剂(经后)。

三诊:2006年8月1日。经中药系统调理,月经情况明显改善。前次月经:7月1日—7月6日,量中。7月7日开始服避孕药行第3个人工周期治疗,7月16日—7月19日见少许流血(7月18日服中药5剂)。末次月经:7月31日,现量中,无不适。经血色鲜红,质稍稀。舌红,苔薄黄,脉细略滑。

治法:活血化瘀,凉血止血。

处方:丹参15g,赤芍15g,桃仁10g,枳壳12g,益母草30g,太子参30g,墨旱莲15g,女贞子15g,地骨皮15g,五指毛桃30g,炙甘草6g,地榆15g。7剂。

四诊:2006年8月29日。经治疗后经期、周期均正常。前次月经:7月31日,行经6天,量中。末次月经:8月26日。现值经期第4天,量正常,因家事致烦躁,纳眠如常,二便正常。查:经血色暗红,质正常。舌淡红苔微黄,脉沉细略弦。

治法:滋阴清热,安冲止血。

处方:茜根12g,海螵蛸12g,女贞子15g,太子参30g,麦冬15g,牡蛎25g,益母草30g,地稔根20g,酸枣仁25g,地榆15g,炙甘草6g,合欢花12g。6剂。

随后继续调理2个月,患者月经每月按时而行,无明显不适。

按:此例患者为肝肾阴虚型崩漏,魏师在诊治的过程中,注重根据辨证分型论治,以及根据月经周期不同阶段的特点,调整脏腑气血阴阳。本例患者月经紊乱1年余,阴道出血反复淋漓不尽200多天,此类出血时间长的患者,虽血瘀症状不明显,但依据“离经之血,留而成瘀”,及“经血以畅行为顺”原则,在行经之初（1~4 天）予活血化瘀方药 3~4 剂，使经血畅行，血循常道，如期而止。

初诊时患者阴道出血已净，故以傅青主之经典方剂两地汤合二至丸加减治疗以滋肾养肝，止血调经。方中去滋腻之阿胶，易以太子参，和二至丸并用益气养阴，女贞子性甘苦而凉，善滋补肝肾之阴；墨旱莲性甘酸而寒，善补养肝肾之阴，又凉血止血。傅青主言："治之法不必泄火，只专补水，水既足而火自消矣"，全方诸药并用，性平而清火，补阴而不滞，滋润而不腻，使阴液充，虚火降，而经自调。

二诊患者服药后无异常子宫出血，正处于人工周期第 18 天，伴失眠心烦，故辨证使用中药调周治疗。经前期滋肾疏肝理气，加茯神、酸枣仁益气安神；经期以宫外孕Ⅰ号方化瘀行血，经后继续予两地汤合二至丸加减治疗以滋肾养肝调经。随后患者继续巩固治疗，经调理后经期、周期均正常。

【病案三】

姓名：熊某某。年龄：49 岁。婚育史：已婚，孕 1 产 1。

初诊：2006 年 2 月 22 日。

主诉：月经紊乱 1 年余。

现病史：近 1 年月经紊乱，月经周期为 30~60 天，经期持续 12~20 天，量较前增加 1 倍以上（曾晕倒），色鲜红，块多，无痛经，曾就诊于西医院，诊为更年期功能失调性子宫出血，服激素 3 个月，停药后复发，现仍服"铁剂"。末次月经：2 月 7 日—2 月 14 日。

现症见：无阴道流血，纳好，体倦，眠或欠佳，二便调。舌淡胖，边有齿印，苔微黄略厚，舌下静脉迂曲（++），脉沉细尺弱。

诊断：崩漏（脾肾两虚）。

治法：健脾补肾，固冲调经。

处方：黄芪 15g，党参 15g，白术 12g，黄芩 9g，鸡血藤 30g，岗稔根 15g，何首乌 30g，续断 15g，扁豆花 15g，茯苓 30g，鸡内金 12g，炙甘草 6g。4 剂。2006 年 2 月 28 日再配 4 剂。

二诊：2006 年 3 月 9 日。末次月经：3 月 1 日。经期 7 天，量较前显著减少，但较既往正常经量仍偏多。现睡眠、精神转佳，纳好，二便正常。舌淡胖，苔白稍腻，脉沉细。

治法：健脾祛湿，益肾固冲。

处方：党参 15g，白术 18g，法半夏 12g，茯苓 25g，黄芪 15g，五指毛桃 30g，鸡血藤 30g，扁豆 15g，续断 15g，桑寄生 15g，鸡内金 12g，炙甘草 6g。4 剂。2006 年 3 月 21 日再配 4 剂。

三诊：2006 年 3 月 30 日。末次月经：3 月 27 日。量中（前次经量的 1/3），现已甚少，面部痤疮极多。舌淡红，苔薄白，脉弦细。

治法：健脾益肾，化瘀止血。

处方：太子参 30g，党参 15g，茜根 15g，海螵蛸 12g，蒲黄 10g（包煎），三七末 3g，岗稔根 30g，地稔根 20g，何首乌 30g，甘草 6g。4 剂。

四诊：2006 年 4 月 20 日。有崩漏史。末次月经：3 月 27 日，经期 8 天。服上方 4 剂后未再服药，时有头晕，痤疮稍减，二便正常。舌淡胖，边有齿印，苔白，脉沉细。

治法：健脾补肾，止血调经。

处方：党参 15g，黄芪 15g，白术 15g，法半夏 12g，续断 15g，桑寄生 15g，三七 8g，蒲黄 12g（包煎），岗稔根 30g，鹿角霜 15g，益母草 25g，炙甘草 6g。4 剂。2006 年 4 月 28 日、2006 年 5 月 12 日再各配 4 剂。

五诊：2006 年 6 月 1 日。经治疗后月经规律，量减少。前次月经：5 月 3 日。末次月经：5 月 27 日，量中（共用 8 片卫生巾），现近干净。觉左下肢肿胀，乏力，小腹重坠。纳好，眠尚可。舌淡苔微黄，脉沉细。

治法：健脾补肾，利水祛湿，通调冲任。

处方：黄芪 15g，白术 20g，大腹皮 15g，姜皮 8g，续断 15g，茯苓 25g，何首乌 30g，柴胡 8g，岗稔根 30g，法半夏 10g，炙甘草 6g。4 剂。2006 年 6 月 9 日再配 4 剂。

六诊：2006 年 6 月 15 日。服上方后下肢肿胀减轻，体倦、神疲，纳眠好，二便正常。舌淡胖，苔白，脉沉细。

治疗：健脾祛湿，固冲调经。

处方：炙黄芪 25g，党参 12g，白术 20g，茯苓 30g，茯苓皮 25g，鸡血藤 30g，桂枝 10g，大腹皮 15g，法半夏 10g，炙甘草 6g。4 剂。2006 年 6 月 23 日再配 4 剂。

七诊、八诊：2006 年 7 月 18 日、2006 年 8 月 1 日。末次月经：5 月 27 日。时感疲乏，纳眠好，二便正常。舌淡胖，苔微黄，脉沉细。

治法：健脾补肾，固冲调经。

处方：黄芪 15g，白术 12g，党参 15g，黄芩 9g，茯苓 25g，续断 15g，桑寄生

15g，法半夏10g，鸡血藤30g，炙甘草6g，陈皮8g。各4剂。

九诊：2006年8月31日。前次月经：5月25日，经期、经量正常。末次月经：8月14日—8月21日，量稍偏多。近1周阴道流血少许，下午较疲劳，面色佳，纳可，二便正常。舌淡红，苔白，脉沉细。

治法：健脾益气，补肾固冲。

处方：党参15g，白术15g，法半夏10g，黄芪15g，续断15g，枸杞子15g，鸡血藤30g，山药20g，陈皮8g，鸡内金12g，炙甘草6g，何首乌30g。4剂。

按：本例患者为围绝经期崩漏，肾为先天之本、经水出诸肾，脾为后天之本、气血生化之源，女性至七七之年，脏腑机能减退，如脾失健运、命门火衰，则冲任不固、痰湿瘀内生，发为崩漏，或伴关节疼痛、失眠等不适症状。因七七之年天癸竭、地道不通，对此期间的崩漏，治疗法则重在塞流、澄源，不再重视调周期。

对于围绝经期崩漏血止后的治疗，魏师认为此时患者肾阴阳俱虚，用药方面要时时固护肾气，同时注重对症治疗，如围绝经期伴随的关节疼痛、失眠等不适症状，即使患者无特殊不适症状，基于“有胃气则生”“肾气渐衰，后天养先天”的理念，也需注重固护脾胃，健脾补肾。合并肝郁者则予以疏肝等治疗。

魏师同时指出，围绝经期患者虽然不重视调周期，但是治疗时仍需按照中药周期疗法的思路。具体什么时候需要促进患者月经来潮，可结合患者是否出现经前期症状，必要时结合妇科B超检查，了解子宫内膜等情况，酌情因势利导。同时魏师强调，治疗崩漏需要遵循“经血以畅行为顺”的原则，嘱患者在经期服用调经一号方。遣方用药时需注意，若平素月经量大者，不建议使用四物汤加减，避免当归、川芎等活血动血之品，而应用宫外孕Ⅰ号方合失笑散加味。

【病案四】

姓名：梁某某。年龄：22岁。婚育史：已婚，孕0产0。

初诊：1981年9月29日。

主诉：月经紊乱10年。

现病史：12岁初潮，30余天一潮，7~17天干净，量少，淋漓难净；14岁始经乱无期，淋漓不净月余；17岁始再加重，曾因大出血住院3次，多次行人工周期治疗，治疗期间好转，但停药即反复。今年5月结婚，7月22日、9月7日诊刮2次，行病理检查提示子宫内膜息肉、子宫内膜增生症，诊刮后3天即血止。

现症见：无阴道流血，但感神疲，体倦，眠欠佳，多梦，心悸胸闷，平素时有头晕，腰酸脚软。形体消瘦，眼眶黑，舌淡红，尖稍瘀，苔白，脉弦细数。妇检：子宫体前倾前屈位，略胀，质软，活动，无压痛；双附件，右宫旁似可扪及卵巢，无压痛，左侧未及异常。

诊断：崩漏（脾肾阳虚夹血瘀）。

治法：温补脾肾，止血调经。

处方："功血"脾肾阳虚止血方（党参30g、白术15g、补骨脂15g、赤石脂15g）加黄芪、何首乌、鸡血藤、失笑散。

二诊：1982年2月23日。经调理后月经改善，周期、经量正常，但经期仍长，10—12月经期为10~12天，12月4日少量流血1天。末次月经：1月12日—2月12日。妇检：外阴阴毛稀少；宫颈口内见一息肉样物，约黄豆大，暗红色，可见少许鲜红色血液流出；宫体增大如孕6周，质中，形态规则，活动，无压痛；双附件，右宫旁似可扪及卵巢，无压痛，左侧未及异常。

处理：

（1）阴道细菌涂片：WBC++。

（2）建议行宫腔镜检查，患者拒绝，予复方炔诺孕酮片治疗。

出血期：复方炔诺孕酮片3片　q8h×3天。

止血后：①改2片　q8h×3天，2片　q12h×3天，维持量2片　qd×2周；②补铁丸、维生素C片、益母草颗粒等。

三诊：1982年9月28日。患者从4月至7月规范服用复方炔诺孕酮片调经治疗，治疗期间月经正常。末次月经：8月5日。今查尿妊娠试验阳性，早孕后出现先兆流产，行保胎。

按：魏师指出对于异常子宫出血患者，要先排除孕、产因素，确定是经病出血（崩漏）。崩漏的治疗应通过望、闻、问、切详细探明病机，结合西医学检查（如妇科检查、B超等）明确其病因，对无器质性病变者，可按中医辨证及治崩三法（塞流、澄源、复旧）进行治疗；若有器质性病变，则改用西医方法治疗或中西医结合治疗。如本案已确定属子宫内膜息肉，中医药效果不佳，则及时改变治疗方案，用西药而反效。中西医各有所长，一个经验丰富的中医妇科医生，必须是中西医知识融会贯通，能为患者提供最佳的诊疗方案。

【病案五】

姓名：吴某某。年龄：29岁。婚育史：已婚，孕1产1（双子宫，剖宫产）。

初诊：1980年3月21日。

主诉：阴道流血20余天。

现病史：平素月经30~45天一潮，5~6天干净，量稍多（每次共用2包卫生巾）。前次月经：1月23日。量较以往偏少（共用1包卫生巾），持续5~6天，末次月经：2月27日。开始6天如既往正常行经，此后淋漓不止至今。

现症见：阴道流血量少，色黯红或瘀黑，无血块，腰酸，下腹隐痛。舌淡，苔白，脉滑无力。妇检（消毒下）：外阴血污；完全阴道纵隔；子宫颈光滑，未见着色；子宫体双个，呈哑铃状，一个位于左前方，宫体稍胀，质软，有压痛；另一个偏右侧，宫体呈水平位，大小正常，质中，无压痛；双附件未及异常。

诊断：①经漏；②盆腔炎（脾肾两虚夹瘀）。

治法：健脾补肾，活血化瘀。

处方：党参20g，白术15g，赤石脂15g，补骨脂15g，岗稔根30g，艾叶12g，五味子10g，炒蒲黄9g，益母草18g，炙甘草5g。3剂。

处理：①抗感染治疗；②如有特殊即诊。

二诊：1980年3月24日。服药后阴道流血明显减少，色淡红，无下腹痛、腰酸等不适，头晕。舌淡胖，边有齿印，苔薄白，脉细滑无力。

治法：健脾补肾，化瘀止血。

处方：党参25g，白术20g，赤石脂20g，补骨脂30g，岗稔根30g，艾叶12g，续断15g，炙甘草5g，益母草20g，炒蒲黄9g。3剂。

三诊：1980年3月28日。仍有少许阴道流血，色黯红，腹胀。妇检：子宫无增大，无明显压痛。舌淡红，边有齿印，苔薄白，脉细滑略弦。

治法：健脾补肾，固冲止血。

处方：党参25g，白术15g，何首乌30g，岗稔根30g，续断15g，五味子10g，桑椹18g，血余炭9g，炙甘草6g。3剂。

四诊：1980年4月3日。少许阴道流血，暗褐色，无腹痛，有胀感。舌淡暗，苔薄白，脉弦滑。考虑患者正常经期已至，治以活血通经。

处方：鸡血藤15g，益母草15g，牛膝15g，香附12g，当归15g，川芎9g，熟地黄15g，赤芍12g。4剂。

五诊：1980年4月7日。服上药后流血无增多，现量少（无须垫纸），色黯黑，质稠，舌淡红，苔薄白，脉弦滑。

妇检（消毒下）：外阴无明显血污；完全阴道纵隔，左侧阴道内有少许咖啡色分泌物，宫颈口无明显活动性出血，仍有少许血性黏液，予刮片送检；右侧阴道通畅，分泌物少，色白，子宫颈光滑。子宫体前倾，大小、硬度、活动度可，双附件区未及异常。

诊断：崩漏（肾虚血瘀）。

治法：活血化瘀，补肾固冲。

处方：五灵脂 9g，炒蒲黄 9g（包煎），益母草 20g，岗稔根 30g，赤石脂 15g，续断 15g，补骨脂 15g，艾叶 12g，炙甘草 6g，白术 12g。2 剂。

处理：①宫颈刮片找癌细胞；②查尿妊娠试验。

六诊：1980 年 4 月 9 日。上诊查尿妊娠试验（-），宫颈刮片找癌细胞（-）。4 月 7 日妇检后当天下午流血量稍增多，色淡红，服用上方后阴道流血量减少，现阴道流血基本停止，下腹无胀痛，仍眠差、腰酸。舌淡红，苔薄白，脉弦滑。

治法：补肾固冲，止血调经。

处方：桑寄生 15g，菟丝子 25g，续断 15g，岗稔根 30g，艾叶 12g，五味子 10g，益母草 20g，炙甘草 5g。4 剂。

随访：血止后未再反复，但感头晕，以陈夏六君子汤加何首乌、乌豆衣善后调经，痊愈。

按：本例患者为青春期崩漏合并完全性阴道纵隔、双子宫、子宫体炎，证属脾肾两虚血瘀。魏师同样根据中医“急则治其标，缓则治其本”的原则，分“塞流、澄源、复旧”三个阶段治疗。患者不规则阴道出血 20 余天，初诊时阴道出血量偏多，故止血是当务之急，予以健脾补肾，兼活血化瘀为法。方用全国“功血”科研协定方的“脾肾阳虚”止血方（党参、白术、补骨脂、赤石脂）为基础，加岗稔根健脾补血止血、艾叶温经止血、五味子收敛固涩止血，再配蒲黄化瘀止血，并配合西药抗感染治疗。

【病案六】

姓名：谢某。年龄：20 岁。婚育史：未婚，否认性生活史。

初诊：1980 年 6 月 24 日。

主诉：少量阴道出血 20 余天。

现病史：患者既往月经基本正常。末次月经：5 月 6 日。从 6 月 3 日开始出现少量阴道出血，色暗，质稠，下腹胀，曾在本院妇科门诊治疗，用活血调经药共9剂（当归、川芎、赤芍、川红花、牡丹皮、益母草、川牛膝、鸡血藤、郁金、香附），未效。

现症见：阴道出血量少，色质无变化，仍有腹胀，腰酸，纳可，便秘。舌质红，少苔，脉细弦。

妇检（肛诊）：外阴见血性黏液，色淡红稍暗，无异味，处女膜环外周潮红；宫体后倾，正常大小，质中，活动，无压痛；双附件未扪及异常。

诊断：崩漏（阴虚肝旺夹血瘀）。

治法：养血清肝，化瘀止血。

处方：《傅青主女科》清肝止淋汤加减。当归12g，赤芍12g，生地黄20g，阿胶12g（烊服），牛膝15g，黄柏9g，香附10g，牡丹皮15g，大枣6枚，黑豆20g。3剂。

处理：阴道排出组织物送病理检查。

二诊：1980年6月27日。6月24日中午阴道排出组织物送病理检查，结果示：镜下为浆液纤维素等渗出物，其中有较多中性粒细胞、杆菌和少量上皮细胞，未见子宫内膜组织。服中药后阴道血性分泌物稍增多，夹血块，下腹胀，腰酸痛。

妇检：纸垫上少量瘀黑血污，夹少量鲜红色血液。舌稍红，苔少，脉弦细，左脉弱于右脉。

治法：活血祛瘀，兼清热凉血。

处方：五灵脂10g，赤芍12g，蒲公英15g，香附10g，蒲黄8g（包煎），柴胡10g，忍冬藤15g，牡丹皮12g，牛膝15g，丹参15g。3剂。

三诊：1980年7月1日。服上药后，于6月28日阴道流血转为红色，如正常经色，仍夹少许瘀黑，下腹胀减轻，仍腰酸、头晕。舌淡红，尖稍红，苔薄白，脉细，右略弦。

治法：活血化瘀，安冲止血。

处方：当归12g，生地黄15g，赤芍12g，川芎6g，香附9g，丹参15g，牛膝15g，益母草25g，五味子10g，牡丹皮12g。3剂。

四诊：1980年7月4日。阴道流血转为咖啡色，量少，下腹胀，腰酸，头晕。舌淡红，尖稍红，苔薄白、有裂纹，脉细滑无力。

妇检：处女膜环外周未见潮红。

治法：活血祛瘀调经。

处方：五灵脂 10g，蒲黄 9g（包煎），益母草 25g，牡丹皮 25g，柴胡 12g，香附 10g，五味子 10g，红花 10g，丹参 15g，牛膝 15g。3 剂。

五诊：1980 年 7 月 7 日。服药后咖啡色血液减少，现带下色白，夹少许浅咖啡色血液，头晕，无下腹胀，腰酸，舌淡红，苔白，脉细滑。

治法：活血祛瘀，止血调经。

处方：前方去香附，加鸡血藤 30g。3 剂。

六诊：1980 年 7 月 15 日。服上方三剂后阴道流血于 7 月 8 日止，无下腹胀等不适，但微觉头晕，腰微酸，纳欠佳，眠差，二便调。舌淡，苔薄白，有裂纹，脉细弦。以下方巩固疗效。

治法：平时以益肾扶脾，养血调经为主；经前 5~7 天以疏肝活血，引血下行为主。

处方：①平时服，菟丝子 9g，山药 20g，法半夏 9g，党参 15g，茯苓 25g，桑寄生 15g，乌豆衣 12g，何首乌 25g，佛手 12g；②经前 5~7 天服，当归 12g，香附 9g，柴胡 10g，赤芍 12g，白芍 12g，鸡血藤 25g，熟地黄 15g，益母草 20g，丹参 15g。

随访 1 年，月经规律。

按：本例患者为青年女性，四诊合参为阴虚肝旺夹血瘀型崩漏，首诊予以清肝止淋汤疗效欠佳，阴道出血未净，夹血块，舌红苔少，仍可见瘀热内蕴之象，故二诊在失笑散化瘀止血的基础上，加丹参、赤芍、牡丹皮凉血止血，蒲公英、忍冬藤清热，经治疗后，患者在六诊时阴道出血方止，随后继续予以调周治疗，月经规律。

本案为魏师早期临床案例，对于大多数血瘀型崩漏，魏师多予以失笑散加味治疗，但存在淋漓不尽，无法立竿见影的问题。经不断积累经验，后期根据《血证论》中“若瘀血不去，则新血不生”“故凡血证，总以祛瘀为要”的理论，将基本方宫外孕Ⅱ号方加减（丹参、赤芍、桃仁、枳壳各 12g，蒲黄 10g，莪术 9g，益母草、五指毛桃各 30g）作为经验要方，用于大多数血瘀型妇科出血的治疗，如月经过多、经期延长、崩漏、胎死不下、异位妊娠、葡萄胎、子宫肌瘤、产后恶露不绝等，疗效满意。

药理研究表明，由丹参、赤芍、桃仁组成的宫外孕Ⅰ号方有增加血浆纤维蛋白原和血浆黏稠度，降低血浆纤溶活性的作用。莪术破血祛瘀，行气止痛；益母草、蒲黄活血化瘀，促进子宫收缩；枳壳理气导滞；五指毛桃健脾生血通络。全方合用，活血化瘀，瘀祛则血安。

【病案七】

姓名：王某某。年龄：39 岁。婚育史：已婚，孕 1 产 1。

初诊：2023 年 3 月 12 日。

主诉：月经推迟来潮 4 年，不规则阴道出血半月余。

现病史：平素月经尚规律，26~30 天一潮，量中等，6~7 天干净，经期血块（+），痛经（+）。2019 年始出现月经推迟来潮，常需口服黄体酮和去氧孕烯炔雌醇片调理月经。末次月经：2023 年 2 月 21 日。经量少，2 月 28 日始服用黄体酮，2023 年 3 月 8 日仍未止血。查妇科 B 超示子宫内膜厚 13mm，子宫肌瘤（子宫前壁低回声区 29mm × 25mm），左卵巢囊肿（30mm × 22mm）。嘱服用益气健脾固冲止血中药，但 3 月 9 日停服黄体酮后阴道出血量增多，如月经量，至今未见减少，遂来求诊。

妇检：外阴正常，阴道通畅，内见血污，子宫前位，稍大，质中，活动可，无压痛，双附件区无增厚压痛。查尿妊娠试验阴性。

现症见：阴道出血量中，色淡红，质偏稀，纳眠可，二便调。舌质淡，舌尖红，苔薄，脉细弦。

诊断：崩漏、石瘕（脾虚血瘀）。

治法：前半经期活血化瘀，佐以益气；后半经期健脾益气，佐以化瘀。

处方：

（1）前半经期：丹参 15g，赤芍 15g，桃仁 10g，益母草 30g，蒲黄（包煎）10g，五指毛桃 30g，党参 20g，续断 15g，枳壳 15g，炙甘草 10g。3 剂。

（2）后半经期：党参 20g，白术 15g，黄芪 30g，岗稔根 30g，益母草 30g，蒲黄 10g（包煎），墨旱莲 20g，续断 15g，地稔根 20g，阿胶珠 15g（烊服），炙甘草 6g。4 剂。

二诊：2023 年 3 月 19 日。上诊服药后患者经量较多，持续 3 天后经量逐渐减少，3 月 16 日月经干净，现血止 3 天，无特殊不适，纳眠可，二便调，面部有痤疮，舌稍红嫩，苔少，脉沉细。

治法：扶脾滋肾，养血调经。

处方：桑寄生 15g，酒女贞子 15g，酒萸肉 15g，山药 20g，岗稔根 30g，鸡内金 10g，甘草片 6g，墨旱莲 10g，白芍 15g，太子参 15g，制何首乌 10g，阿胶珠 15g（烊服）。7 剂。

三诊：2023 年 4 月 2 日。病史同前，末次月经：3 月 10 日—3 月 16 日。

现血止8天，患者无特殊不适，纳眠可，二便调，舌淡红嫩，苔薄白，脉细，右兼弦。

治法：温肾健脾，活血调经。

处方：桑寄生15g，盐菟丝子20g，续断片15g，淫羊藿10g，郁金15g，党参片15g，炙甘草6g，当归10g，白芍15g，五指毛桃30g，牛膝10g，炒茺蔚子10g。7剂。

依前法继续调理3个月经周期，月经期量正常。

按：导致崩漏的病机有“虚”“热”“瘀”之异，其治疗应根据病情的缓急轻重、出血的久暂，采用“急则治其标，缓则治其本”的原则，灵活运用“塞流、澄源、复旧”三法。

魏师认为血瘀是导致出血的重要病机。“离经之血，留而成瘀”“瘀血占据血室”，以致“血不循经”而加重出血，成为因果相干，恶性循环之势。对于崩漏患者，凡出血日久，量时多时少，或时流时止，色时浅时深者，均可按瘀血论治，适当选用活血化瘀方药防治，多能取效。在出血初期，即治法的“塞流”阶段，当以化瘀为主佐以益气，促瘀去而经血畅行（内膜如期脱落）；在出血后期，即治法的“澄源”阶段，当以益气为主佐化瘀，引血归经而血止。塞流澄源并非截然分开，塞流不可一味固涩，仍不忘辨证。

同时，魏师强调此案虽为“脾虚血瘀”型。然“经病之本在肾”“经水出诸肾”，故在血止后的“复旧”阶段，予益肾扶脾，养血调经，无论属何证型都应重视调和肾阴、肾阳。

魏师十分强调按周期理论调理月经。本案辨证为脾虚血瘀证，治疗上经期之初（前三天）当以活血化瘀为主，经期之末（后四天）当以健脾益气止血为主。经行初期采用宫外孕Ⅰ号方活血祛瘀，加用五指毛桃、续断等顾护脾肾但不滋腻之品。益母草、蒲黄活血化瘀，促进子宫收缩；枳壳理气导滞，五指毛桃健脾生血通络。全方合用，活血化瘀，瘀祛则血安。经行末期用党参、白术、黄芪等健脾益气，同时予二至丸、二稔汤加减，以滋补肾阴、凉血止血，继续予以益母草、蒲黄活血化瘀。经后期注重滋补肾阴，予二至丸、山茱萸、山药等加减，养肾阴。黄体期加用寿胎丸、淫羊藿以健脾、温肾阳，该患者脉象偏弦，故予以郁金、炒茺蔚子疏理气机。如此治疗，可顺应胞宫气血盈亏变化规律，使藏泄有度，月事顺常。

第二节　月经先期、月经过多、经期延长

【病案一】

姓名：简某某。年龄：43岁。职业：矿产研究所职工。

婚育史：已婚，孕2产2。

初诊：1981年11月24日。

主诉：月经量多、经行时间延长13年。

现病史：1965、1968年各行剖宫产1次，第2次时行输卵管结扎。曾于当地妇检，未发现异常。1965年第1次剖宫产后经量增多，近年来周期缩短，20~25天一行，量多如注（自诉每次数百毫升，无法用卫生纸计数），色或淡红如水，或伴有大量血块，持续1~3天，其后淋漓不净，10余天方干净，无明显腹痛，或微有坠感，伴腰酸，脚软，胸翳，短气。平素有神经衰弱史，烦躁易激动。

末次月经：10月30日。现无特殊不适，纳尚可，二便调，面色黄，有暗斑，舌淡苔白，脉沉细尺弱。

妇检：外阴阴道正常，子宫颈光滑，分泌物色黄，稀薄，无异臭，子宫体前倾，大小、硬度正常，与腹壁粘连，无压痛。双附件区：右侧增厚，压痛（-），左附件未及异常。

中医诊断：月经过多、经期延长（脾肾阳虚）。

治法：健脾益气，补肾温阳。

中药处方：党参25g，白术20g，补骨脂20g，岗稔根30g，艾叶10g，菟丝子20g，续断15g，黄芪30g，五味子10g。3剂。

二诊：1981年11月27日。服药后月经11月26日来潮，量较以往显著减少，质转稠，血块减少，精神转佳。查纸垫，血量稍多，色稍红，质偏稀。舌质稍暗，边有齿痕，苔白，脉沉细弱。

治法：温肾健脾，补气摄血。

处方：党参30，白术20g，补骨脂20g，赤石脂20g，艾叶12g，鹿角胶15g（烊服），制何首乌30g，岗稔根45g。5剂。

三诊：1981年12月1日。月经将净，本次共用纸2包，无明显不适，精神好转，纳佳，二便调，舌质暗红，苔白，脉沉细略数。

处方：守上方 4 剂。

经调理 3 个月经周期后，患者经量正常，经期恢复为 5~7 天干净。

按：月经是一种正常的生理现象，如潮之有汛，故称为月汛。若经行过多，则失其常候，称为“月经过多”，亦称为“经水过多”或“月水过多”。

本例患者月经过多长达 13 年，以月经量多、经色淡红如水为主要表现，伴腰酸短气，舌淡苔白，脉沉细尺弱，故其病机可辨为脾肾阳虚。患者剖宫产后发病，病程长，久病耗气，损伤脾肾之阳气。肾为先天之本，主封藏，肾气虚，失于封藏，冲脉不固，可致月经过多，治疗当以温补脾肾为法。用药以全国“功血”科研协定方的“脾肾阳虚”止血方（党参、白术、补骨脂、赤石脂）为基础，加以黄芪，共奏健脾益气之功；菟丝子、续断补肾固精；艾叶温经止血，再配以五味子收敛固涩止血。二诊时，患者月经量多，稍有好转，在前方基础上减黄芪，改菟丝子、续断为鹿角胶、制何首乌，增强温养肝肾、补益精血之效；赤石脂甘、温、涩，收敛止血之功强于五味子。三诊时患者症状明显好转，守前方，补益脾肾，固本培元。

纵观本案例，对月经过多的治疗既要止血防变，更要调补冲任，以固其源，治疗过程中方随证变，止血不忘养血理血，达到冲任固摄守常的效果，则气血充盛，血守统制，病症自除。

【病案二】

姓名：李某某。年龄：30 岁。职业：省果菜副食品公司职工。

婚育史：已婚未育。

初诊：1981 年 11 月 18 日。

主诉：月经提前来潮 8 个月。

现病史：患者月经初潮 15 岁，开始周期延后，1~6 个月一潮，5~7 天干净，量稍多，需用卫生巾 2 包 / 次，色红夹血块，经调治，至 1980 年 9 月始，期准而量少，30 天一潮，2~3 天干净，量极少，每次只用几张纸，色淡黯无血块，同年 12 月开始人工周期治疗 3 个月，其间月经正常，停药后 3 月 28 日开始，月经周期极短（一月二、三行），出血时间长短不一（2~10 天），每血止二三天，多则八日十天后，则复流血。量均少，无须垫纸，色瘀黑，可自止。末次月经：11 月 15 日—11 月 16 日。前次月经：11 月 8 日—11 月 13 日。前前次月经：10 月 28 日—10 月 30 日。平素腰痛，夜尿多，气短，但觉乳胀，烦躁，下腹胀痛，现阴道流血刚净，带下稍多，色黄，无明显不适，纳可，大便硬，小便调。面色稍黄，舌淡红，苔白，脉沉细弱。

妇检：外阴阴道正常，子宫颈表面基本光滑，宫颈口有轻度炎症，子宫体后倾，较正常子宫略胀，质中，活动可，无压痛，双附件区未及明显异常。

诊断：

（1）中医：月经先期（脾肾两虚肝郁）。

（2）西医：月经频发原因待查。

处理：①阴道脱落细胞查雌激素水平（结果轻度影响）；②子宫颈刮片找癌细胞（–）；③测基础体温三个周期。

治法：补肾健脾疏肝。

处方：定经汤化裁（可选用下药），山药、茯苓、白术、党参、黄芪、菟丝子、金樱子、覆盆子、补骨脂、鸡血藤、当归、白芍、柴胡、佛手。平时注重补气固肾，养血摄血宁血，可加用海螵蛸、何首乌。经行不畅应加强疏肝活血，可加用川芎、赤芍、丹参。

二诊：1982 年 3 月 19 日。经以上调治，症状好转，1981 年 11 月—1982 年 2 月月经基本规则，4~5 天干净，11、12 月量中，后几月量少，可不垫纸。末次月经：3 月 18 日。量较多，已用卫生巾半包，色鲜红，质不稠，经前烦躁，乳胀，下腹痛，平素短气，夜尿多，现无明显不适，纳可，二便调。舌质红，苔白，脉细。

治法：疏肝活血，化瘀调经。

处方：当归 12g，川芎 6g，柴胡 10g，赤芍 12g，五指毛桃 25g，续断 12g，丹参 15g，鸡血藤 30g，炙甘草 6g。4 剂。

三诊：1982 年 3 月 22 日。服上方二剂后阴道排出血块较大，其后量渐减少，共用纸 1 包，色正常，现近净，少腹隐痛，舌尖红，苔白，脉细。

治法：健脾固肾，养血止血。

处方：当归 12g，鸡血藤 25g，白芍 15g，炙甘草 6g，五味子 10g，党参 15g，白术 15g，鹿角霜 15g，艾叶 10g，山药 25g。

依上法继续调治 2~3 个周期以巩固疗效。

按：中医学将月经频发归为“月经先期”“月经超前”“月经趱前”“经早”的范畴。《景岳全书・妇人规》曰：“然先期而至，虽曰有火，若虚而挟火，则所重在虚。”因此，该病的病机以肾精亏虚为本，在治法上魏师认为重在治肾。本患者月经失调病程长，初诊时见月经频发但量少，色瘀黑，又见平素腰痛、面黄、气短，脉沉细弱，考虑脾肾气虚、肝郁夹血瘀，冲任固摄乏力。治以补肾健脾疏肝，方用定经汤化裁，方中菟丝子、覆盆子、山药滋肾补肾，当归、白芍养血益阴，柴胡、佛手疏肝理气，茯苓甘淡，性平，合山药、白术健脾，党参、黄芪补气固中，鸡血藤补血活血，患者夜尿频繁，配以金樱子固精缩尿。平时注重补气固肾，养血摄血宁血，如用海螵蛸、何首乌；经行不畅时加强疏肝活血，如用川芎、赤芍、丹参。

二诊时，值经行第 2 天。考虑患者月经紊乱，有不规则阴道出血病史十余年。“离经之血，留而成瘀。”其症亦曾见经血淡黯，或瘀黑，今有乳胀、下腹痛，当属肝郁血瘀之征。依据“经血以畅行为顺”原则，治以活血化瘀调经，拟方佛手散合宫外孕Ⅰ号方化裁。方中当归、川芎、鸡血藤取四物汤补血活血之意，加以赤芍、丹参活血祛瘀，续断补益肝肾，柴胡疏肝理气、气载血行，五指毛桃可益气健脾，舒筋活络，甘草缓急，调和诸药，共奏理气活血调经之功。

三诊时，患者述服上方后阴道排出血块较大，其后量渐减少，表明瘀血已除，现少腹隐痛，脉细，应以补益脾肾为主，遂予当归、鸡血藤、白芍补血活血，党参、白术、山药补气健脾，鹿角霜、艾叶温肾助阳，配以五味子增强收敛止血之效。

纵观本案，患者月经失调反复发作，考虑因其先天肾气不足，后天脾虚生化乏源，所以月经频发且量少。治法重在补肾健脾，而兼疏肝理气。诸药合用，以达经水得调的目的。

【病案三】

姓名：蓝某某。年龄：16 岁。婚育史：未婚，否认性生活史。

初诊：2006 年 7 月 18 日。

主诉：月经周期缩短，经期延长 5 年。

现病史：初潮 11 岁，经期 7~17 天，4 年前月经紊乱加重，周期 15~30 天，经期 7~20 天，每天用卫生巾 1~3 片，色淡红，无血块，痛经（-），伴体倦或腰酸。末次月经：7 月 1 日—7 月 11 日。

现症见：口干欲饮。平素易疲劳，眠欠佳，纳常，二便正常。舌红，舌尖尤显、中裂，苔白，脉略滑。

诊断：月经先期、经期延长（肾气阴虚）。

治法：滋肾养阴，佐以益气。

处方：桑寄生 15g，山茱萸 15g，熟地黄 20g，白芍 15g，山药 25g，太子参

30g,女贞子 15g,墨旱莲 20g,党参 15g,何首乌 25g,炙甘草 6g。6 剂。

二诊:2006 年 7 月 27 日(月经期)。末次月经:7 月 24 日(周期 23 天)。现量不多,无不适,纳眠可,二便正常。纸垫血污不多,色暗淡。舌红苔黄,脉沉略滑。

治法:滋阴凉血,安冲止血。

处方:茜根 15g,海螵蛸 12g,墨旱莲 20g,女贞子 15g,太子参 25g,麦冬 15g,五味子 8g,地骨皮 15g,败酱草 20g,马齿苋 20g,三七末 3g,炙甘草 6g。6 剂。

三诊:2006 年 8 月 10 日(排卵后)。末次月经:7 月 24 日,经期 6 天,量不多。现纳好,眠差,难入睡,神疲。舌红,尖尤显,苔黄,脉细略滑稍数。

治法:滋肾养阴,佐以温肾助阳。

处方:太子参 30g,麦冬 15g,地骨皮 15g,何首乌 30g,白芍 15g,菟丝子 25g,续断 15g,合欢花 12g,白术 15g,黄芩 9g,金樱子 25g,甘草 6g。7 剂。

四诊:2006 年 8 月 15 日(黄体期)。现仍寐欠安,神疲,口干,余无不适。舌红苔薄白,脉滑略数。

治法:滋肾养阴,宁心安神。

处方:太子参 30g,麦冬 15g,山茱萸 15g,菟丝子 20g,续断 15g,茯神 25g,酸枣仁 15g,首乌藤 15g,百合 15g,五味子 9g,甘草 6g,地骨皮 15g。7 剂。

五诊:2006 年 8 月 29 日(经期)。经治疗后月经紊乱情况明显好转。末次月经:8 月 27 日。现经行第 3 天,量中,昨天曾伴小腹胀痛,体倦,纳眠常。查:纸垫血量不多,色偏鲜红,质略稀。舌尖红,苔薄微黄,脉滑略数。

治法:益气养阴,安冲止血。

处方:太子参 30g,麦冬 15g,牡蛎 20g,黄芪 15g,茜根 12g,地骨皮 12g,五味子 9g,白芍 15g,地稔根 20g,女贞子 15g,墨旱莲 15g,炙甘草 6g。5 剂。

按:该例患者为青春期女性,平素月经周期缩短,经期延长,伴体倦、腰酸,口干欲饮,眠欠佳,舌红,尖尤显,中裂,苔白,脉略滑,四诊合参,诊断为月经先期、经期延长,证属肾气阴虚。患者逢青春期,少女肾气稚弱,冲任不固,不能制约经血,故出现月经先期、经血淋漓不净;漏下日久,耗伤精血,则肾阴虚损,肾阴不足不能上济于心,故出现失眠等症。魏师辨证选用治疗肾阴虚型妇科血证的经验方,以女贞子、墨旱莲、地稔根、何首乌、太子参、麦冬、五味子为基础,并结合月经周期进行加减调方。《傅青主女科》谓:“经水出诸肾”,即肾主导月经的产生。方中女贞子补益肝肾，清热明目，《本草经疏》云："此药气味俱阴，正入肾除热补精之要品，肾得补，则五脏自安，精神自足，百疾去而身肥健矣"；墨旱莲滋补肝肾，凉血止血，《分类草药性》云："止血，补肾，退火，消肿，治淋、崩"。二药合用有滋补肝肾之效，兼养血清热之功，对于肝肾阴虚型妇科疾病尤为适宜。经后期重于养阴，可用六味地黄丸中的补药，如山茱萸、熟地黄、山药等养阴之品，以促进卵泡发育。经前期，每于患者不正常月经周期前一周始，予辨证方加养阴、宁血、安冲之品，如地稔根、白芍等，至正常月经周期前止，以防月经提前。

第三节 月经过少、闭经

【病案一】

姓名：梁某某。年龄：26 岁。婚育史：已婚，孕 0。

初诊：1980 年 3 月 19 日。

主诉：反复月经停闭 6 年，未避孕未孕 4 年。

现病史：患者 14 岁月经初潮，月经尚规律，30 天一潮，量中等，夹血块，5 天净，经行第 1~2 天，腹痛明显。带下色白，量中等，无异臭，偶觉外阴瘙痒。18 岁时因意外导致腰部外伤（以压伤为主，无骨折），之后开始出现月经延后，量较前减少，色黯红，至 20 岁时，月经停闭不行，未求诊。1976 年结婚，1978 年 8 月因婚后未孕前往外院求诊，妇检提示子宫稍小，发育不良，行诊刮术后，病理提示子宫内膜增殖期变化，尝试建立人工周期，月经间断来潮，但效果不佳。1979 年再次因不孕于外院求诊，行输卵管通液术，提示输卵管通畅，自诉外院诊断"多囊卵巢综合征"（具体检验、检查结果不详），曾使用人绒毛膜促性腺激素、氯米芬、人工周期等干预，效果依然不明显。目前月经 6~12 个月一潮，5 天净，量中等，量多时 1 日更换 4 条卫生巾，经色暗红，有血块，经行初期腹痛明显。末次月经：1979 年 6 月 16 日。现停经 9 个月，遂来求诊。

现症见：神疲乏力，面色无华，眼眶黯，小腹胀伴冷感，四肢麻木不适，纳可，眠差，大便溏，舌淡黯，边有齿痕，苔白，脉沉细。

妇检：外阴阴毛呈倒三角形分布，但延及肛周仍较浓密，阴道容 2 指，子宫颈光滑，子宫体后倾，偏左，近正常大小，质中，活动可，无压痛，双附件区未及异常。

诊断：

（1）中医：①闭经；②全不产（寒凝血瘀证）。

（2）西医：①闭经；②多囊卵巢综合征；③不孕症。

治法：温经散寒，活血祛瘀。

处方：

（1）黄体酮 10mg，im，qd×5 天。

（2）用完黄体酮后即服下方：当归 15g，赤芍 12g，小茴香 5g，延胡索 9g，五灵脂 9g，没药 6g，蒲黄 9g，干姜 3g，肉桂 3g（焗服），川芎 5g。3 剂。

二诊：病患遵上法，3 月 19 日—3 月 23 日肌内注射黄体酮，3 月 24 日—26 日服用中药，3 月 27 日月经来潮，此次月经量正常，用卫生巾 1 包多，色深红（以往颜色瘀黯），有血块，5 天干净，经后无明显不适。

4 月 18 日—4 月 25 日均守中药方续服。服药后，月经按期来潮，经期腹痛明显好转。嘱经后继续门诊调理，巩固疗效。

按：《金匮要略》云："妇人之病，因虚，积冷，结气，为诸经水断绝。"《诸病源候论》云："妇人月水不通者，由劳损血气，致令体虚受风冷，风冷邪气客于胞内，伤损冲任之脉，并手太阳少阴之经，致胞络内绝，血气不通故也。"本例患者有腰部外伤史，局部瘀血留滞，阻滞气机，经络闭阻，冲任不通，则月事不调，经闭不能摄精成孕。平素经色黯红、有血块、经行下腹痛，均为瘀血阻于胞宫，不通则痛之佐证；"寒气入经而稽迟，泣而不行，客于脉外则血少，客于脉中则气不通，故卒然而痛。"小腹冷感、疲乏、面色不华、大便溏、舌脉等均可考虑为体内寒气与瘀血胶结，阳气不得散发之象。综上，本证因瘀致病，因寒致瘀，治疗以温经散寒，养血祛瘀止痛为大法，方用少腹逐瘀汤原方，温经与逐瘀并下，使寒邪散而瘀血去，气血通则经复来。

值得注意的是，本例患者月经稀发、闭经，来诊时已停闭 9 个月，既往诊刮术后病理提示增殖期改变，考虑为多囊卵巢综合征的稀发排卵所致。月经病病分缓急，故初诊当务之急为通调月经，魏师中西并举，以肌内注射黄体酮诱经，同时抓住主要病机用药，寒瘀去，经络通，气血和，经自调。痛经调血与建立周期相结合，先中西合用通经之后，纯中药调理，自然来潮而愈。

【病案二】

姓名：郑某某。年龄：30 岁。婚育史：已婚，孕 1 产 0 流产 1。

初诊：1979 年 11 月 21 日。

主诉：月经稀发、反复停闭 10 年余，未避孕未孕 4 年余。

现病史：平素月经错后或停闭，周期为 1~6 个月一行，经期持续 4 天，量中，色鲜红，偶有血块，经前小腹痛，不需服用止痛药，无腰痛。1975 年第一胎妊娠，孕 40 余天自然流产，行清宫术，其后未避孕 4 年余，至今未受孕。曾于当地市级医院检查，诊断为多囊卵巢综合征待排（具体就诊情况不详）。1978 年 10 月外院行诊刮术，提示增殖期内膜，曾用人工周期治疗 5 疗程，至今年初停药。后又服氯米芬 50mg，qd × 5 天，共 3 个周期。停药后月经再次延后，末次月经：1979 年 8 月下旬。至今未潮。

现症见：停经近 3 个月，形体较胖，面色黄晦，口干苦，纳眠可，舌红稍暗，苔白，脉细数。

妇检：外阴正常，阴毛分布呈不典型倒三角形，阴道平滑柔软，已婚未产式入口，宫颈光滑，宫体后位，较正常稍小，双侧穹窿对合好，无压痛。

诊断：

（1）中医：①闭经；②断绪（血虚气滞证）。

（2）西医：①继发性闭经；②继发性不孕。

治法：养血行气，活血调经。

处方：丹参 20g，牛膝 20g，当归 10g，白芍 15g，熟地黄 20g，鸡血藤 30g，台乌 15g，香附 10g，菟丝子 15g。4 剂。

二诊：1979 年 11 月 26 日。服药后觉得小腹胀，乳胀，但月经仍未来潮。舌红略暗，苔白腻，微黄，脉沉细弦。

治法：养血行气，活血调经。

处方：前方去菟丝子、牛膝，加赤芍 15g，山楂 25g，白术 15g。4 剂。

三诊：1979 年 12 月 7 日。服药后觉乳胀，无腹痛，口苦，眠好，纳可，夜尿多，舌边尖稍红，苔白，脉细数。

治法：养血行气，活血调经。

处方：丹参 20g，牛膝 20g，当归 10g，赤芍 15g，生地黄 20g，牡丹皮 10g，青皮 8g，香附 10g，茺蔚子 15g，川芎 6g。6 剂。

四诊：1979 年 12 月 14 日。末次月经：12 月 9 日。5 天干净，量稍少，色暗红，少量血块，少腹微痛，夜尿减少，纳眠可，口苦，舌淡红，苔白微黄，脉细数。

治法：养血行气，活血调经。

处方：当归15g，熟地黄20g，白芍15g，丹参15g，菟丝子15g，牛膝15g，香附10g，茯苓30g，茺蔚子15g，鸡血藤30g。7剂。

五诊：1980年1月4日。上周两少腹隐痛，持续约2小时，间有口苦，余无特殊，舌淡红，苔白微薄黄，脉细数。

治法：养血行气，活血调经。

处方：丹参20g，当归15g，白芍15g，茺蔚子15g，牛膝20g，鸡血藤30g，香附10g，菟丝子15g，山楂15g，牡丹皮10g。4剂。

六诊：1980年1月11日。梦多，口苦，余无特殊，舌淡苔白，脉细滑数。

治法：养血行气，活血调经。

处方：守方，服药12剂。

七诊：1980年1月25日。末次月经：12月9日。停经47天，下腹痛，白带多，眠差，面虚浮，眼眶黯，舌淡红，苔白，脉细。

治法：养血行气，活血调经。

处方：当归20g，川芎10g，台乌15g，牛膝20g，泽兰15g，茺蔚子15g，桂枝5g，丹参20g，香附10g，菟丝子15g。6剂。

八诊：1980年2月1日。末次月经：12月9日。停经54天，无腹痛、腰酸等不适，白带稍多，纳可。舌脉同前。

处方：当归20g，川芎10g，陈皮5g，白术15g，茯苓30g，丹参20g，牛膝20g，茺蔚子15g，胆南星6g，香附10g，远志6g。6剂。

九诊：1980年2月29日。停经2个月余。下腹痛，纳可，舌尖边稍暗，苔微黄腻，脉细稍弦滑。

治法：养血行气，活血调经。

处方：当归20g，川芎10g，牛膝20g，丹参15g，桂枝6g，台乌15g，香附10g，茯苓25g，茺蔚子15g，法半夏15g，赤芍15g。7剂。

十诊：1980年3月28日。停经3个月余。末次月经：12月9日，5天干净，量稍少。自觉乳房胀痛，纳呆，时有胸闷，无腹痛，眠佳，带下少，大便少难解，舌淡红，苔微黄，脉滑数。

处理：3月7日查妊娠试验（-）。

治法：养血行气，活血调经。

处方：茜根15g，丹参20g，当归15g，赤芍15g，红花10g，牛膝20g，石菖蒲6g，茺蔚子15g，郁金10g，枳壳12g，川芎6g。6剂。

十一诊：1980年4月4日。近10天来纳差，胸闷，舌边尖稍红，苔白微黄，脉滑数。尿妊娠试验阳性。

妇检：外阴阴道正常，子宫颈光滑着色，子宫体前倾，增大如孕 6 周，质软，活动可，双附件区未及异常。

诊断：早孕。

处理：因早孕改用安胎方。

十二诊：1980 年 5 月 23 日。查子宫增大如孕 3 个月余，一般情况良好。

按：本例闭经证属血虚气滞，血枯源涸，月水自难来潮。精血亏少，乏于畅行，常可致瘀，故治疗既不能一味大补，也不宜一味通利行滞，正如《景岳全书》所云："枯之为义，无血而然……无非血枯经闭之候，欲其不枯，无如养营，欲以通之，无如充之，但使雪消春水自来，血盈则经脉自至"。故以养血行气，活血调经法治之，养血与活血并用，培其本，润其源，行其滞，冲盛任通，经水有时，故能有子。

"天寒地冻，经水凝泣，天暑地热，则经水沸溢"。治疗闭经，忌过于寒凉，适取温通之法，本例患者常感口苦，舌尖红，苔微黄，但无用苦寒之品，取生地黄、牡丹皮、赤芍之属，凉血而能活血之品。

在治疗闭经的过程中，应注意早孕的可能。本案患者反复经闭多年，来诊三次后，月经恢复，继续调治，却未能按期而至，至 3 月 28 日十诊时已停经 3 月，尿妊娠试验仍未发现早孕征。虽有纳呆、胸闷、脉滑等似早孕征象，但考虑到患者形体肥胖，或为兼痰湿使然，故继续按闭经论治。直至又 3 周后，复查尿妊娠试验（当时无血人绒毛膜促性腺激素定量检测）和妇检，才确定妊娠，其间服用不少行气活血通经中药，而胎安然无恙，实为偶然，侥幸！本案启示：闭经患者诊治过程中，必须注意早孕可能，严密观察、定期复查，尽早明确诊断，以免误伤胎元或延误治疗，切记！虽然本例患者曾用枳壳、牛膝、茺蔚子、红花，且为数不少，而胎安然无恙。"有故无殒也"，但临床上，对有瘀血的妊娠疾病患者，无论有无生育要求，当需要使用活血化瘀药时，均应严格按照药典规定使用，药性由缓至峻，药量由小至大，严密观察，并根据病情，及时调整治疗方案。

【病案三】

姓名：谢某某。年龄：27 岁。婚育史：已婚，孕 0。

初诊：2005 年 11 月 30 日。

主诉：月经量少 8 年，经行下腹痛 1 年。

现病史：患者11岁月经初潮，1997年开始，月经量逐渐减少，26~30天一潮，3天净，量少，色深红，有血块，经行腹痛明显，需卧床休息。末次月经：2005年11月17日。

既往史：6岁时因结核性腹膜炎行抽液加药物治疗（具体不详），13岁时因肺结核行药物治疗9个月余而愈（具体不详）。2003年结婚，婚后未避孕未受孕，2004年12月行腹腔镜下双侧输卵管切除术，术后半年于生殖科行2次试管婴儿不成功。B超提示子宫内膜偏薄。

现症见：平素休倦，常自觉腹胀，纳眠可，二便调。面部有暗斑，舌淡暗胖，边有齿印，苔白，脉沉细，尺弱。

诊断：月经过少、痛经、原发不孕（脾肾两虚，肝郁血瘀）。

治法：健脾补肾，养血调经。

处方：桑寄生15g，菟丝子20g，党参15g，枸杞子12g，紫河车12g，女贞子15g，鸡血藤30g，山药25g，香附10g，续断15g，甘草6g。7剂。

二诊：2005年12月14日。病史如上，服上方后体倦神疲好转。末次月经：11月17日。下腹微胀，昨天见少许血性液，色黯。舌淡红边印苔白，脉沉细略滑。

治法：养血活血，行气通经。

处方：当归尾10g，川芎8g，枳壳15g，鸡血藤30g，赤芍15g，干地黄30g，桔梗10g，五指毛桃30g，青皮10g，川牛膝15g，桃仁10g，红花10g，甘草6g。4剂。

三诊：2005年12月21日。停经34天未潮，下腹胀，余无不适。纳眠好，二便调。舌红苔薄，脉沉细滑略数。

治法：养血活血，行气止痛。

处方：当归尾5g，金银花15g，玄参20g，川牛膝15g，麦冬15g，干地黄30g，桔梗10g，红花10g，枳壳15g，延胡索10g，救必应15g，两面针10g，甘草10g。4剂。

四诊：2006年1月4日。病史同上。末次月经：2005年12月21日，3天净，量较前稍增多，第2天量最多，日用4条卫生巾，色较鲜红，经行疼痛较前减轻。舌淡红，苔薄白，脉细滑，尺弱。

治法：健脾补肾，养血调经。

处方：桑寄生15g，菟丝子25g，女贞子15g，山药25g，炙甘草6g，鸡血藤30g，党参15g，法半夏10g，枳实20g，鸡内金12g，冬瓜仁30g，黄芪15g。

7剂。

2006年3月2日开始配3次2005年12月14日方，共24剂。

2006年5月3日再配2005年11月30日方，4剂。

2006年5月24日再配2006年1月4日方，6剂。

五诊：2006年6月13日。经中药调理后，痛经消失，月经量增多，服药期间每次可用卫生巾10条，但停药后复见量少，每次用卫生巾5条。末次月经：2006年6月1日，量中。现无不适，纳眠好，大便欠畅，舌淡红略胖苔白，脉沉细。

治法：健脾温肾，养血调经。

处方：菟丝子25g，女贞子15g，熟地黄15g，山药25g，鸡血藤30g，肉苁蓉12g，香附10g，党参15g，炙甘草6g，枸杞子12g，巴戟天10g。7剂。

按：月经过少，临床上以虚证或虚实夹杂证者居多，纯粹实证较少。患者既往有结核病史，不除外影响生殖系统可能，B超检查提示内膜偏薄，平素月经量少。本案当从脾肾两脏入手，肾为癸水之本，肾气、肾精不足，冲任亏损，则症见面色暗斑、尺弱。患者平素体倦、腹胀，舌淡胖，有齿痕，为脾虚中阳不运，气机不畅之象。面部有暗斑，经行腹痛，考虑为脾肾亏虚日久，气血不运，因虚致瘀，气机壅滞之象。

《普济方》言："经水枯竭则无以滋养，其能行乎……但服以养血益气诸药，天癸自行。"因此，治疗以健脾补肾，活血调冲为大法，本案初诊首重充养，菟丝子和女贞子为魏师补肾常用对药，菟丝子味甘，性温，女贞子甘、苦，性凉，一温一凉，可收平补肝肾之功效；紫河车乃血肉有情之品，气血阴阳精俱补；再以熟地黄、枸杞子补肾阴，巴戟天、菟丝子补肾阳，配合党参、山药平补脾胃，鸡血藤、香附理气活血。诸药合用，阴阳双补、气血兼顾，如此肝肾充，脾胃健，则血自生而经自行。四诊时经量增多，痛经减轻，然脉仍细且尺弱，故需继以桑寄生、菟丝子、女贞子、党参、黄芪等补肾健脾以治本。结合舌脉推测有痰瘀留滞胞宫，如《黄帝内经》云："浊阴出下窍"，故经前予血府逐瘀汤加减理气化瘀；平时方中加用法半夏、冬瓜仁降气豁痰，枳实、鸡内金并用以破气化瘀。五诊时症状明显改善，故经后期复以健脾补肾，填精养血为法，用药阴阳并调，以菟丝子、熟地黄、女贞子、枸杞子阴中求阳，以巴戟天、肉苁蓉阳中求阴，兼有润肠通便之功，少佐香附疏肝理气以防滋补碍胃，如此血海充盈，经水复通。

【病案四】

姓名：黄某某。年龄：29岁。婚育史：已婚，孕3产0流产3。

初诊：2012年7月23日。

主诉：月经量少3年余。

现病史：平素月经30天一潮，量中，3~5天净。既往受孕3次，均行人工流产（或清宫）术，末次于2009年因自然流产清宫。之后经量开始减少，每次经期用护垫即可。2011年曾于当地医院行宫腔镜检查，提示子宫偏小，内膜少，宫底部粘连，行粘连分解术，上"O"形宫内节育器（2012年1月取环）。查性激素提示雌二醇及孕酮水平偏低，曾使用戊酸雌二醇片每天8mg，连用3个月经周期，其间月经量少情况未改善。末次月经：2012年6月30日。

现症见：平素无不适，纳眠好，时或便溏，每日多次，或腰酸，或口干。舌暗红苔少，脉细弦略数。

辅助检查：2012年7月23日（月经周期第24天）行B超，示内膜厚4.3mm。

诊断：

（1）中医：月经过少（肾脾两虚肝郁）。

（2）西医：子宫腔粘连。

治法：疏肝理气，活血通经。

处方：柴胡15g，枳壳15g，醋香附10g，当归15g，川芎5g，鸡血藤30g，青皮10g，山楂15g，盐牛膝15g，茺蔚子15g，女贞子10g，盐菟丝子10g。7剂。

二诊：2012年7月30日。末次月经：7月27日—7月29日，量较前稍增多，经前乳胀，纳差，烦躁，眠可。大便日2次，质稀烂，舌质嫩红，苔薄，脉细数。

治法：滋肾扶脾，养血调经。

处方：桑寄生15g，女贞子15g，盐菟丝子20g，熟党参15g，山药20g，白术15g，鸡内金10g，甘草6g，鸡血藤15g，柴胡10g，黄芩10g。6剂。

三诊：2012年8月6日。末次月经：7月27日。月经周期第10天行B超检查，子宫后壁肌层见5mm×4mm的液性暗区，内膜厚2.8mm。自觉无不适，纳眠好，二便正常。舌红苔少脉细。

治法：健脾补肾，养血调经。

处方：主治肾虚不孕的“毓麟珠”加减。熟党参15g，白术15g，山药20g，当归10g，白芍15g，鸡血藤30g，郁金15g，盐菟丝子20g，盐杜仲15g，鹿角霜15g，炙甘草6g，熟地黄15g。10剂。

四诊：2012年8月20日。末次月经：7月27日。近日口干苦，舌稍红，苔少，脉弦细。

治法：健脾补肾，养血调经。

处方：桑寄生15g，女贞子15g，酒萸肉15g，盐菟丝子20g，熟党参15g，山药20g，鸡内金10g，甘草6g，茯苓15g，鸡血藤15g，太子参15g。每日1剂，水煎煮为250~300ml，饭后一次温服，共7剂。

五诊：2012年8月27日。今晨见少许血性液，乳胀，舌淡红苔白，脉弦细。

治法：疏肝理气，活血通经。

建议查孕酮、人绒毛膜促性腺激素。排除早孕后，服下方（经行1~4天服）。

处方：柴胡15g，枳壳15g，醋香附10g，当归15g，川芎5g，鸡血藤30g，青皮10g，山楂15g，盐牛膝15g，燀桃仁10g，茺蔚子15g，生地黄15g。7剂。

六诊：2012年8月30日。停经33天，查孕酮25.75ng/ml，β-人绒毛膜促性腺激素632IU/L，腹泻腹痛，舌红，苔白，脉细滑。

诊断：胎动不安？（脾肾两虚）。

治法：健脾补肾，固冲安胎。

处方：桑寄生15g，菟丝子20g，续断15g，太子参30g，火炭母30g，黄芩10g，墨旱莲20g，女贞子15g，白芍15g，白术10g，甘草6g。7剂。

西药治疗：绒促性素粉针剂1 000U，im，qod×10天；黄体酮注射液20mg，im，qod×10天。

七诊：2012年9月3日。停经36天，大便已转常，昨晚见少许血性分泌物。查孕酮、人绒毛膜促性腺激素（正常范围），代诉取药。

诊断：

（1）中医：胎漏（脾肾两虚）。

（2）西医：先兆流产。

治法：健脾补肾，固冲安胎。

绒促性素粉针剂：1 000U，im，qod×10天。

黄体酮注射液：20mg，im，qod×10天。

处方：桑寄生 15g，盐菟丝子 25g，续断 15g，熟党参 20g，白术 15g，白芍 15g，炙甘草 6g，赤石脂 15g，制何首乌 10g，墨旱莲 10g，火炭母 30g。7 剂。

西药治疗：绒促性素粉针剂 1 000U，im，qod × 10 天；黄体酮注射液 20mg，im，qod × 10 天。

按："女子以血为本，以气为用"，机体常处阴血不足，气偏有余状态。《素问·调经论》云："气血不和，百病乃变化而生"，本案患者经历反复宫腔操作，致宫腔粘连，冲任受损，胞宫留瘀，且数次孕堕，肝肾亏虚，肾精不足，血海空虚，肝血不足，肝体失养，郁而不舒，加之堕胎后日久未孕，情志抑郁，肝失条达，疏泄失常更甚，冲任受阻，致使气血不能下达胞宫，故见月经量少；肝脾不调，木郁克脾土，故溏泄、纳差；肝经脉抵小腹布胸胁，气机不畅，故经前乳胀；腰为肾之府，肾虚故腰酸。舌暗红、少苔、脉弦细数为肝郁肾虚之候。故治宜以疏肝行气，补肾健脾调经为大法。

育龄期调经，如刘完素所言"天癸既行，皆属厥阴论之"。《济阴纲目》亦云："人有隐情曲意，难以舒其衷者，则气郁而不畅，不畅则心气不一，脾气不化，水谷日少，不能变见气血，以入二阳之血海矣，血海无余，所以不月也"。本案虽言肝郁，其本在肾，月经量少、周期第 24 天内膜薄（4.3mm）、腰酸等症皆为肾虚精血不足之证候，肝郁初起而肝阴不伤者，疏肝理气之法尚可，然肝郁日久，化热伤阴，肝肾之阴耗甚，因此，患者于经前初诊时，以柴胡疏肝散为基础加减，疏导肝气，辅以益肾养肝之品，防止子盗母气，取女贞子、菟丝子、鸡血藤等滋补肝肾、调摄冲任，气调则肝平，血充则经调。"经水出诸肾"，月经的产生与调节均必须以肾为主导。二诊诉经量增多，值经后期，继以桑寄生、菟丝子、女贞子补肾填精，伴见纳差、便稀、舌嫩红的肝郁克脾征象，故以党参、白术、山药、鸡内金健脾，柴胡、黄芩并用疏肝理气，此方从调理肝脾肾三脏入手，补中有疏，疏中有养，标本兼顾。按此思路临证加减，气行则血自行，气血调和则胞脉通，肾精盛则胞宫藏泻有度，至六诊时，两精相搏，胎孕乃成，故治以健脾补肾安胎之法，方选寿胎丸合二至丸加减。

【病案五】

姓名：陈某某。年龄：19 岁。婚育史：未婚，否认性生活史。

初诊：2019 年 2 月 23 日。

主诉：月经稀发 1 年余，停经 10 个月余。

现病史：患者以往月经规律，2018 年初开始出现月经周期推后，曾于外院求治，口服黄体酮和炔雌醇环丙孕酮片，用药期间能诱发经潮，停药则经停。末次月经：2018 年 4 月 5 日，经量少，4 天干净，血块(－)，痛经(－)，腰酸(－)，乳房胀痛不适。

辅助检查：2018 年 10 月 12 日外院查妇科 B 超，提示左侧卵巢多发囊肿；查性激素提示促卵泡激素 8.05IU/L，黄体生成素 4.32IU/L，雌二醇 47ng/L ↓，孕酮 2.55μg/L，催乳素 6.67μg/L，睾酮 2.85nmol/L ↑。2019 年 1 月 30 日复查妇科 B 超，提示子宫稍小(宫体长径＋横径＋前后径=8.9cm)，内膜厚 3mm。复查激素水平提示：促卵泡激素 6.5U/L，黄体生成素 1.7U/L，雌二醇 110pmol/L，孕酮 1.59nmol/L，催乳素 8.5μg/L，睾酮 0.94nmol/L，雄烯二酮 17.2nmol/L，脱氢表雄酮 8.39μmol/L。

现症见：纳可、眠可，二便正常。舌红苔少，脉细弦。

诊断：

(1)中医：闭经(肝肾不足)。

(2)西医：继发性闭经。

治法：补益肝肾，调理冲任。

处方：桑寄生 15g，酒女贞子 15g，酒萸肉 15g，盐菟丝子 20g，熟党参 15g，山药 20g，白术 15g，鸡内金 10g，甘草片 6g，鸡血藤 15g，酒黄精 15g。14 剂。

西药治疗：戊酸雌二醇片 1mg，po，每天 1 次，共 21 天；地屈孕酮片 10mg，po，每天 2 次，共 10 天(戊酸雌二醇片服药至第 12 天开始加服)。

二诊：2019 年 3 月 9 日(患者家属代诉取药)。末次月经：2018 年 4 月 5 日，经量少。现服用戊酸雌二醇片第 15 天、地屈孕酮片第 3 天，患者诉服用中药初期大便每天 2~3次，便溏，随后逐渐恢复正常，日 1 次且成形，纳眠可，小便调。

治法：补益肝肾，调理冲任。

处方：山药 20g，熟地黄 15g，当归 10g，枸杞子 15g，盐菟丝子 20g，桑寄生 15g，续断片 15g，醋香附 10g，炙甘草 6g，太子参 15g，鸡血藤 15g。7 剂。

三诊：2019 年 3 月 16 日(患者家属代诉取药)。患者人工周期治疗至昨日停药。现大便质黏，眠可，纳可，易饥。

治法：疏肝理气，活血通经。

处方：北柴胡 15g，麸炒枳壳 15g，醋香附 10g，当归 15g，川芎 5g，鸡血藤 30g，青皮 10g，净山楂 15g，盐牛膝 15g，燀桃仁 10g，炒茺蔚子 15g。7 剂。

西药治疗：戊酸雌二醇片 0.5mg，po，qd×21 天；地屈孕酮片 10mg，po，bid×10 天。月经来潮第 5 天开始口服戊酸雌二醇片 1/2 片（0.5mg），戊酸雌二醇片服药至第 12 天开始加服地屈孕酮片。

四诊：2019 年 3 月 23 日。患者人工周期服药至 3 月 15 日。末次月经：3 月 18 日，5 天干净，量中。色深红，腰酸不适。近几日晨起进食后有恶心感，纳可，有反酸，无腹胀、腹痛，无胃脘部灼热感，纳可，二便调，口干稍口苦，舌尖红，苔薄黄腻，脉弦细缓。

治法：健脾补肾，调理冲任。

处方：熟党参 15g，山药 20g，熟地黄 15g，当归 10g，枸杞子 15g，盐菟丝子 20g，桑寄生 15g，续断片 15g，醋香附 10g，炙甘草 6g，鸡血藤 15g。14 剂。

五诊：2019 年 4 月 9 日。患者近日见少许鼻出血，口干。

治法：益肾疏肝，调理冲任。

处方：当归 10g，白芍 15g，熟地黄 20g，北柴胡 10g，山药 20g，茯苓 20g，盐菟丝子 20g，醋香附 10g，炙甘草 5g，生地黄 15g，鸡血藤 15g，炒茺蔚子 10g。7 剂。加味逍遥颗粒 1 袋 / 次，po，bid。

六诊：2019 年 4 月 16 日（患者家属代诉取药）。末次月经：2019 年 3 月 18 日（行人工周期治疗后来潮），第 5 天继续人工周期治疗，至 4 月 11 日停药。现月经尚未来潮。服用中药后觉牙齿疼痛不适。

治法：养血理气，活血通经。

处方：当归 15g，川芎 5g，白芍 20g，炙甘草 5g，麦冬 15g，红花 10g，麸炒枳壳 15g，干益母草 30g，鸡血藤 15g，炒茺蔚子 10g，盐牛膝 10g，五指毛桃 30g。7 剂。

七诊：2019 年 4 月 23 日（患者家属代诉取药）。人工周期治疗已停 12 天（本周期中戊酸雌二醇片剂量为 1/2 片），月经尚未来潮，现觉体倦，胃脘不适，乳房胀痛，余无不适。

治法：疏肝理气，活血通经。

处方：北柴胡 15g，麸炒枳壳 15g，醋香附 10g，当归 15g，川芎 5g，鸡血藤 30g，青皮 10g，净山楂 15g，盐牛膝 15g，燀桃仁 10g，炒茺蔚子 15g，蚕沙 10g。7 剂。

八诊：2019 年 5 月 14 日。人工周期治疗已停 1 个月（本周期中戊酸雌二醇片剂量为 1/2 片），现月经仍未来潮。

治法：疏肝理气，活血通经。

处方：北柴胡 15g，麸炒枳壳 15g，醋香附 10g，当归 15g，青皮 10g，鸡血藤 30g，净山楂 15g，盐牛膝 15g，燀桃仁 10g，炒茺蔚子 15g，生地黄 15g。7 剂。

九诊：2019 年 5 月 18 日。月经仍未来潮，近日时感头痛，晨起鼻塞，无明显恶风，夜间皮肤瘙痒不适，泛酸，乳房胀痛，舌尖红，脉弦细。

治法：补肾健脾，和解少阳。

处方：熟党参 20g，白术 15g，北柴胡 10g，白芍 15g，莲须 10g，续断片 15g，炙甘草 6g，法半夏 10g，黄芩片 10g，橘核 10g，盐菟丝子 10g，桑寄生 15g。10 剂。

西药治疗：戊酸雌二醇片 1mg，po，qd×21 天；地屈孕酮片 10mg，po，bid×10 天。口服戊酸雌二醇片 1 片，服药至第 12 天开始加服地屈孕酮片。

人工周期治疗期间，患者仍坚持服中药，2019 年 6 月 11 日月经来潮，量不多，月经干净后患者仍坚持服用中药汤剂。嘱患者若月经超过 40 天未潮，则继续行人工周期治疗，2019 年 8 月 14 日和 2019 年 10 月 19 日月经来潮，其间一直服中药汤剂配合人工周期治疗，共就诊 10 次。

二十诊：2019 年 10 月 22 日。前次月经：8 月 14 日，量中等。末次月经：10 月 19 日（均行人工周期治疗后来潮），现月经第 4 天，经期量中等。纳眠可，二便调。

治法：滋养肝肾，调理冲任。

处方：

（1）月经第 5~10 天：太子参 30g，墨旱莲 30g，酒女贞子 15g，侧柏叶 15g，牡蛎 20g（先煎），岗稔根 30g，地稔根 30g，马齿苋 20g，炙甘草 6g，地榆 20g，制何首乌 10g。7 剂。

（2）月经第 11~17 天：桑寄生 15g，酒女贞子 15g，酒萸肉 15g，盐菟丝子 15g，熟党参 15g，山药 20g，白术 15g，岗稔根 30g，鸡内金 10g，甘草片 6g，鸡血藤 15g。7 剂。

坤泰胶囊：4 粒 / 次，po，tid，4 盒。

二十一诊：2019 年 11 月 5 日（患者家属代诉取药）。末次月经：2019 年 10 月 19 日—2019 年 10 月 24 日（行人工周期治疗后来潮），近日口干，余无不适，纳眠可，二便调。

治法：滋养肝肾，调理冲任。

处方：桑寄生 15g，酒女贞子 15g，酒萸肉 15g，盐菟丝子 15g，山药 20g，白术 15g，鸡内金 10g，甘草片 6g，太子参 15g，鸡血藤 15g，生地黄 15g，桔梗 10g。

10 剂。坤泰胶囊，4 粒 / 次，po，tid。

二十二诊：2019 年 11 月 23 日。末次月经：2019 年 10 月 19 日—2019 年 10 月 24 日。现偶有头痛，大便质偏干，时觉乳房胀痛，舌尖红，苔薄白偏干，脉细弦。

治法：滋肾疏肝，活血调冲。

处方：当归 10g，白芍 15g，北柴胡 10g，山药 20g，茯苓 20g，盐菟丝子 20g，醋香附 10g，炙甘草 5g，鸡血藤 15g，麦冬 10g，青皮 10g，橘核 10g。14 剂。坤泰胶囊，4 粒 / 次，po，tid。

二十三诊：2019 年 12 月 14 日。使用人工周期治疗 6 个月，现停激素 1 个月余，末次月经：12 月 1 日—12 月 5 日。经量偏少，近期时感头痛。

治法：补肾疏肝，调理冲任。

处方：熟党参 15g，山药 20g，熟地黄 15g，当归 10g，枸杞子 15g，盐菟丝子 20g，桑寄生 15g，续断片 15g，醋香附 10g，炙甘草 6g，鸡血藤 15g，酒女贞子 10g。14 剂。坤泰胶囊，4 粒 / 次，po，tid。

二十四诊：2020 年 1 月 11 日。病史同前，经中药调理后，末次月经：2020 年 1 月 4 日—1 月 8 日，量较前增多。患者觉燥热不适，二便调，舌尖红，苔白，脉细弦。

治法：益肾健脾，调理冲任。

处方：

（1）先服：桑寄生 15g，酒女贞子 15g，酒萸肉 15g，盐菟丝子 20g，熟党参 15g，山药 20g，白术 15g，岗稔根 30g，蒸陈皮 6g，鸡内金 10g，甘草片 6g。7 剂。

（2）后服：桑寄生 15g，盐菟丝子 20g，续断片 15g，淫羊藿 10g，枸杞子 15g，郁金 15g，酒苁蓉 15g，熟党参 15g，白术 15g，炙甘草 6g，生地黄 15g。7 剂。

坤泰胶囊：4 粒 / 次，po，tid，4 盒。

服用中药后月经未潮，随后因疫情因素，患者未能按时就诊，间断服用中药，平均 1 个月线上就诊 1 次，共就诊 3 次，现患者月经停闭已近半年。

二十五诊：2020 年 7 月 2 日。停经半年余，末次月经：2020 年 1 月 4 日—1 月 8 日。大便干结，余无特殊不适，舌尖红，苔薄白，脉细弦。2020 年 6 月 22 日我院查激素水平提示：促卵泡激素 5.66IU/L，黄体生成素 1.2IU/L，雌二醇 92.47pmol/L，孕酮 0.647nmol/L，催乳素 104.8mIU/L，睾酮 0.966nmol/L。

2020年7月2日查妇科B超提示：子宫偏小（宫体长径+横径+前后径=11.2cm），内膜厚6mm。对比2019年1月B超[子宫偏小（宫体长径+横径+前后径=8.9cm），内膜3mm]，已有明显改善。

治法：滋肾养肝，调理冲任。

处方：桑寄生15g，酒女贞子15g，酒萸肉15g，盐菟丝子15g，党参15g，山药20g，甘草片6g，酒黄精15g，鸡血藤15g，生地黄15g，郁金10g。12剂。

西药治疗：戊酸雌二醇片，1mg，po，qd×21天；地屈孕酮片，10mg，po，bid×10天。口服戊酸雌二醇片1片，戊酸雌二醇片服药至第12天开始加服地屈孕酮片。

随后2020年7月—2020年9月，患者均行人工周期治疗配合中药调理，月经有来潮。

2020年10月和11月，行中药调理配合人工周期治疗（雌激素减量至1/2片）后月经可来潮。

2020年12月，行中药调理配合人工周期治疗（雌激素减量至1/3片）后月经可来潮。

2021年1月和3月均行中药调理，月经来潮。

按：闭经的病机有虚有实，要针对病因、病机辨证论治，坚持"虚则补之，实则泻之"。正如张景岳所言"病发于暂，其证或痛或实，通之则血行而愈，可攻者也。枯者其来也渐，冲任内竭，其证无形……夫血既枯矣，只当补养阴气，使其血充"。魏师强调闭经之治疗，首先应注意补充血海，血海充盈，因势利导，通经活血，方可使月经来潮。

本例患者月经稀发、有闭经病史，需服用西药诱发月经来潮，药停则经停。初次就诊时月经已停闭10月余，妇科B超提示子宫偏小，内膜薄。魏师四诊合参后，考虑为肝肾不足证，予以中药补益肝肾，同时予以人工周期治疗。在行人工周期治疗闭经的同时，中药也需要顺应月经周期进行加减。初期予以桑寄生、菟丝子、黄精、女贞子、党参、山药等补肝肾，养血填精，以补充物质基础，使精血渐盈；至服20余剂，人工周期治疗停止后，则适当加入疏肝理气、活血通经之药如桃仁、川芎、香附、炒茺蔚子、柴胡、青皮等，使冲任充盈通畅，月事按时来潮。

患者经一个月经周期的中药调理后开始出现口干、稍口苦、少许鼻出血表现，舌尖红，苔薄黄腻，脉弦细，此时辨证考虑患者合并肝郁气滞化火之象，肝主疏泄，生发失常，不能行其"以生血气"之职，同样会导致冲任失养，血海空虚，因此，在补益肝肾的同时，需要注意同时兼顾疏肝理气，运用通络引降之法。魏师在中药辨证加减的同时，平时辅以补而不燥的坤泰胶囊（以黄连阿胶汤为主方）合用；经前加用加味逍遥颗粒（丹栀逍遥散）。

魏师平素在中药调理周期的过程中，会尝试逐渐减少人工周期治疗中戊酸雌二醇片用量，若患者月经可来潮，则逐步过渡到停用人工周期治疗。第二个月经周期治疗的过程中，魏师开具的戊酸雌二醇片用量减半（1/2 片），停用人工周期治疗后，予以行气活血、通经之药，月经仍未来潮，故重新增加戊酸雌二醇片用量（1 片），行人工周期治疗后，月经方来潮。经过长时间中药汤剂辨证调理，配合西药人工周期治疗，2020 年 10 月，魏师结合患者脉象、症状等，考虑患者肾气较前好转，气血较前舒畅，故再次尝试减少戊酸雌二醇片用量，从每个周期服用戊酸雌二醇片 1 片，减少至 1/2 片，再减少至 1/3 片，甚或停药，最终予以单纯中药汤剂口服，患者月经亦可来潮。

临床上，对于闭经的患者，通经时机的选择通常会以有无月经先兆（如乳房胀、下腹坠胀等）及 B 超监测子宫内膜厚度作为参考。其实，通过脉象及临床症状评估患者气血的充盈程度亦十分重要，如闭经患者出现乳房胀、下腹坠胀、腰酸、滑脉等，说明血海较为充盈，可用通经之品，引经血下行而使月经来潮（有条件者还可通过 B 超了解子宫内膜厚度以决定是否通经）。反之，若出现沉脉，则说明血海不足，应补充血海，待血海充盈之时，方可应用通利之品。若脉沉细无力、无滑象，说明阴血极度匮乏，血海空虚，损伤严重，病程较长。因此恢复较慢，在治疗上切不可着急，若能中西合治，坚持耐心调理，则终将获效。

第四节　痛　　经

【病案一】

姓名：苏某某。年龄：43 岁。婚育史：已婚，孕 0（有避孕）。

初诊：2006 年 6 月 15 日。

主诉：经行下腹痛 1 年，伴月经紊乱半年。

现病史：既往月经尚规律，25~26 天一潮。近 1 年来，每逢经行则下腹疼痛，经行第二天下腹痛剧，需服用止痛药。近半年来，行经时间短则 5 天，长则 20 余天，时有不规则少量阴道流血，甚或一直流血至下次经期，量中。前次月经：5 月 19 日。末次月经：6 月 14 日。

既往史：地中海贫血病史多年。1998 年 10 月因乳腺癌行乳腺切除术及放疗，服药 5 年。2005 年 4 月外院行 B 超检查时发现卵巢肿物，大小 6~7cm，2 次月经周期后复查，消失或缩小为 1cm。

刻诊：经行第二天，经量中，色暗，有血块，下腹疼痛，眠差，体倦，舌淡红稍暗，苔白，脉沉缓。

诊断：痛经、崩漏（气虚血瘀）。

治法：活血化瘀，佐以益气（经前以通畅气血为主）。

处方：丹参 15g，赤芍 15g，桃仁 10g，五灵脂 10g，蒲黄 10g（包煎），五指毛桃 30g，枳壳 15g，续断 15g，怀牛膝 15g，益母草 25g，炙甘草 6g。8 剂。

二诊：2006 年 7 月 20 日。有经漏、痛经史，经上治稍好转，末次月经：7 月 17 日，痛不剧，无须服药。现量中，色淡红，质偏稀，无下腹痛。舌淡红边有齿印，苔白，脉弦缓略滑。

治法：健脾补气，佐以化瘀止血。

处方：党参 15g，白术 15g，赤石脂 15g，炙黄芪 15g，岗稔根 30g，三七末 3g（冲服），续断 15g，制何首乌 30g，炙甘草 8g，炒蒲黄 10g（包煎）。8 剂。

三诊：2006 年 8 月 17 日。经漏、痛经治疗后显效。前次月经：7 月 17 日，7~8 天干净。经间期 7 月 28 日—7 月 29 日，及经前 8 月 12 日—8 月 13 日可见阴液中有少许咖啡色液体。末次月经：8 月 14 日，量中，无下腹痛。舌淡胖，边有齿印，苔白，脉弦缓。

治法：健脾补肾，养血止血。

处方：黄芪 15g，党参 15g，白术 12g，赤石脂 5g，岗稔根 25g，何首乌 25g，墨旱莲 20g，女贞子 15g，续断 15g，炙甘草 6g，三七末 3g（冲服）。4 剂。

四诊：2006 年 8 月 31 日。有痛经、经漏史，治疗后痛除，经期仍较长，末次月经：8 月 14 日—8 月 19 日。之后仍可见少许浅啡色液，至 8 月 25 日全净。纳可，眠一般，二便正常。舌稍暗，苔白，脉弦细。

治法：益肾扶脾，养血调经。

处方：黄芪 15g，太子参 30g，桑寄生 15g，菟丝子 25g，续断 15g，五指毛桃 30g，何首乌 25g，合欢花 15g，茯神 20g，牡蛎 30g，炙甘草 6g，三七 8g。4 剂。

按：该患者痛经伴经期延长，有地中海贫血史，平素易体倦，舌淡红稍暗，苔白，脉沉缓。由此可知，患者证属气虚血瘀；“气为血之帅，血为气之母，气赖血以附，血载气以行”，气血相互滋生、依赖，气虚则血少，血少则气更虚，最终导致气血两虚；气虚则无力帅血行，瘀滞经脉，血脉不通，气更难行，故在治疗上，需打破这种恶性循环，令气血重司其职，使之阴阳平衡。在首诊中，此乃虚实夹杂之证，虚为本，实为标，虽患者气血亏虚的症状明显，但夹杂瘀象，且值经期之初，不可一味地补益气血、收涩止血，为防虚不受补，应重用活血化瘀药物。用宫外孕Ⅰ号方合失笑散加五指毛桃补气通络；续断益肾固冲；益母草、蒲黄、枳壳、炙甘草促宫缩。当血脉通畅时，气血运行如常，补益则有去处，可将补益药发挥最大的疗效。二诊时，近经期之末（第4天），瘀滞减轻，气血较前通畅，疼痛不甚，故减少活血化瘀药，而加重补气摄血之品，如党参、黄芪、岗稔根、何首乌等。三诊用药特点大致如二诊，重心仍在补益，但患者有溢血倾向，故选用二至丸等滋肾养血安冲，而非当归、川芎等行窜之品；四诊时，除补益药外，对症加入了合欢花、茯神、牡蛎以镇静宁心安神。综观本例全程，用止痛药甚少，但止痛疗效甚好，何故？全赖补气养血取效，气血充足，血脉流通，通则不痛也。

【病案二】

姓名：冼某某。年龄：35岁。婚育史：已婚，与配偶同居未避孕未孕6年。

初诊：2006年1月25日。

主诉：经行下腹痛20余年，伴周期延长、经量增多1年余。

现病史：患者12岁月经初潮，既往月经尚规律，28~35天一潮，5~7天干净，月经量中，经色偏黯，有血块，经行下腹疼痛，经前2天至经期第1~2天痛剧，需服用止痛药；平素带下量多，烦躁易怒，经间下腹痛，经前乳胀不显，腰酸，右耳鸣。自诉近1年来月经周期偶延后，3个月一行，前前次月经：2005年9月。前次月经：2005年12月24日。末次月经：2006年1月24日。现月经第2天，月经量较以往明显增多，经色红，质稍稀，夜尿1次。外院检查提示：子宫肌瘤大小约5cm。舌淡暗尖红、有齿印，苔微黄，脉沉滑尺弱。

诊断：痛经、月经过多、月经后期、石瘕、不孕症（脾肾两虚血瘀）。

治法：补益脾肾，化瘀止血。

处方：茜根12g，海螵蛸12g，黄芪15g，白术15g，赤石脂15g，三七8g，蒲黄8g（包煎），益母草25g，岗稔根30g，续断15g，五指毛桃30g，炙甘草8g。4剂。

二诊：2006年2月22日。末次月经：1月24日，经行7天净，量较多，现值经前，下腹胀，头痛，舌暗尖红，苔白，脉沉滑。

治法：益气活血，化瘀调冲。

处方：丹参 15g，蒲黄 10g（包煎），三七末 3g（冲服），五指毛桃 30g，黄芪 15g，茜根 12g，益母草 30g，岗稔根 30g，白术 15g，煅龙骨 15g，煅牡蛎 15g，墨旱莲 20g，炙甘草 6g。7 剂。

三诊：2006 年 3 月 23 日。前次月经：2 月 24 日，月经量与痛经较前稍减。末次月经：3月 22 日，现经行第 2 天，量中，色偏淡红，质稍稀。舌淡红尖红，苔白略腻，脉沉略弦。

治法：健脾祛湿，化瘀调经。

处方：炙黄芪 15g，白术 15g，蒲黄 12g（包煎），益母草 25g，煅牡蛎 20g，岗稔根 30g，五指毛桃 30g，土茯苓 25g，败酱草 25g，三七末 3g（冲服），炙甘草 6g，续断 15g。7 剂。

四诊：2006 年 4 月 25 日。末次月经：4 月 12 日，月经量稍多，痛不剧（无须服用止痛药）。现诉食后胃胀，大便偏溏，苔尖红，苔微黄，脉沉弦。

治法：健脾祛湿，化瘀散结。

处方：黄芪 15g，白术 15g，续断 15g，橘核 15g，荔枝核 30g，牡蛎 30g，蒲黄 10g（包煎），三七 8g，黄芩 9g，茯苓 30g，炙甘草 6g。6 剂。

五诊：2006 年 5 月 4 日。此时正值经前期，现诉下腹坠胀，食后胃胀气，大便转常，舌尖红，苔薄白，脉沉细略滑。

治法：活血化瘀，佐以益气。

处方：丹参 15g，赤芍 15g，茜根 12g，海螵蛸 12g，法半夏 10g，黄芪 15g，白术 15g，赤石脂 15g，益母草 30g，三七 8g，续断 15g，炙甘草 6g，郁金 12g。4 剂。

六诊：2006 年 5 月 23 日。按 2006 年 5 月 4 日原方再配 4 剂。

七诊：2006 年 7 月 20 日。末次月经：2006 年 6 月 22 日，月经量仍偏多，轻痛。现见疲倦，眠欠佳，易腰酸，仍或耳鸣，口干，舌尖红、有瘀点，苔微黄，脉沉细滑。

治法：益气活血，化瘀调经。

处方：茜根 12g，海螵蛸 12g，蒲黄 10g（包煎），五灵脂 10g，牡蛎 25g，太子参 30g，墨旱莲 20g，侧柏叶 15g，三七 8g，枳壳 12g，益母草 30g，地稔根 30g。7 剂。

八诊：2006 年 8 月 9 日。痛经，月经过多病史如上，现停经 42 天（末次月经 6 月 22 日，以往有月经周期延后病史）。现仍尿意频，眠欠佳，纳可。舌淡红稍暗、胖、边有印，苔白略厚。

治法：活血化瘀，理气通经。

处方：丹参 15g，赤芍 15g，桃仁 10g，五灵脂 10g，蒲黄 12g（包煎），茺蔚子 15g，五指毛桃 30g，续断 15g，郁金 12g，太子参 30g，麦冬 15g，甘草 6g。6 剂。

九诊：2006 年 8 月 22 日。既往有痛经、月经过多、不孕、月经后期、经间腹痛史。2006 年 1 月就诊后月经周期正常，但量仍偏多，痛甚轻，经间腹痛消失。现停经 2 月（末次月经：6 月 22 日），体倦，眠欠佳，腰酸。舌淡红，稍暗，偏胖大，边有齿痕，苔白略腻，脉弦略滑，尺不盛。

处理：建议行相关检查，如尿妊娠试验、B 超等，以明确停经原因。

治法：理气散结，健脾安神。

处方：柴胡 12g，青皮 10g，橘核 15g，茯苓 25g，瓜蒌皮 15g，浙贝母 12g，郁金 12g，川楝子 15g，合欢花 12g，酸枣仁 15g，首乌藤 15g，甘草 6g。6 剂。

按：患者经行下腹痛已 20 余年，周期推后，发现伴子宫肌瘤、经量增多 1 年余，久病失血，气随血耗，中气受损，加之久病及肾，致脾肾两虚，气虚，运血无力，血滞成瘀；又因久病情绪抑郁，气机不畅，气滞则血瘀。其总病机是脾肾两虚血瘀。《景岳全书·妇人归》曰："经行腹痛，证有虚实。实者或因寒滞，或因血滞，或因气滞，或因热滞；虚者有因血虚，有因气虚。"患者平素烦躁易怒，肝失疏泄，气机不畅，血不行则血瘀，瘀阻经脉，不通则痛；久病致脾肾亏虚，气血乏源，冲任气虚血少，不荣则痛，致经间、经期下腹痛；瘀血内阻，血不归经，加之脾肾气虚、固摄无权致月经量多；瘀阻日久成症致癥瘕；患者病久，久病多虚、久病多瘀，故该患者此时虚瘀并见，虚实错杂；治疗上应以活血化瘀、补益脾肾、行气止痛为法，"通""补"兼顾。本案痛经合并经量多，故慎用当归、川芎动血之品，而以宫外孕Ⅱ号方合失笑散为基础化裁。

同时，女性月经的周期性规律是遣方用药的导航，应根据月经周期的不同阶段而施治，行经期应以健脾固肾、化瘀生新、引血归经为宜，常用党参、白术、黄芪、五指毛桃、续断，兼用潜阳收敛之品，如龙骨、牡蛎，并不忘化瘀，如加用益母草、蒲黄、三七末，使瘀血去、新血生；不宜用炭类收涩之品，以免加重血瘀。非经期应以活血化瘀消癥为主，加用益气之品，常用宫外孕Ⅰ号方加土鳖虫、橘核、莪术等。本例经间腹痛基本治愈，但周期尚未正常。从末诊之"尺脉不盛"推断，早孕可能性不大，建议完善相关检查，明确停经原因。故遣方用药，应根据病证，消除症状，取对经、孕两不误方药为妥。

【病案三】

姓名：林某某。年龄：38岁。婚育史：已婚，孕3产2流产1。

初诊：2005年11月25日。

主诉：经行下腹痛10余年，加重并发现卵巢子宫内膜异位症2个月。

现病史：患者以往月经规律，28天一潮，7天干净，月经量中，10余年前始，每于经行1~2天下腹疼痛（需服药止痛），近1年来经量减少，经期缩短，持续3天，色红，有血块。近3个月来，经行下腹疼痛加重，尤以经期第1天为剧，时伴经行乳胀、眩晕。末次月经：11月7日，6天干净。平素无不适，纳眠好，二便正常。舌稍红略暗，苔白，脉弦。

既往史：2005年9月曾于外院行B超检查，提示卵巢子宫内膜异位症，大小为2cm。

诊断：

（1）中医：痛经、癥瘕、经行眩晕（气滞血瘀）。

（2）西医：痛经、卵巢子宫内膜异位症。

治法：活血化瘀，消癥散结，行气止痛。

处方：丹参15g，赤芍12g，桃仁10g，荔枝核30g，莪术8g，王不留行10g，土鳖虫8g，瓜蒌皮15g，川楝子15g，香附10g，炙甘草6g。5剂。

二诊：2005年11月30日。病史如上，近半年经后时眩晕，现值经前，眩晕时作，口干，纳可，二便常。舌尖红，中裂，苔白，脉弦细。

治法：疏肝理气，化瘀止痛。

处方（经前1~3天服至经行第4天）：丹参15g，赤芍15g，枳壳12g，麦冬15g，红花9g，桃仁10g，救必应15g，郁金12g，延胡索10g，马齿苋25g，五指毛桃30g，炙甘草6g。5剂。

三诊：2005年12月14日。病史如上。末次月经：12月8日，痛经显著减轻，无须服用止痛药，可坚持工作。现月经近净，无眩晕，无不适。舌尖红，苔微黄，脉弦细。

治法：清肝理气，化瘀散结。

处方（平时）：柴胡12g，枳壳12g，牡丹皮12g，赤芍12g，橘核15g，川楝子15g，荔枝核30g，莪术8g，土鳖虫8g，郁金12g，甘草6g。7剂。

四诊：2006年8月22日。既往有痛经（卵巢子宫内膜异位症）病史，近大半年来，一直按前法服药，分平时、经前至经行方服药，症状明显减轻。月经

25~28 天一潮，4~5 天干净，量正常，血块减至消失，下腹痛轻，无须服药，头晕基本消除。末次月经：8 月 1 日。近期从加拿大回来后感燥热，口糜，干咳，咽痒，口苦。舌尖红，苔微黄，脉细滑略数。

治法：疏肝理气，疏风清热。

处方：柴胡 12g，枳壳 12g，神曲 15g，连翘 15g，芦根 20g，防风 10g，桔梗 10g，甘草 8g，赤芍 12g，救必应 15g，川楝子 15g，贯众 15g。4 剂。

按：《景岳全书·妇人规》云："经行腹痛，证有虚实。"痛经的起病无外乎"不通"或"不荣"，治当实则泻之，虚则补之。本案患者经期有血块，伴经量少，舌稍红略暗，苔白，脉弦。B 超检查提示有卵巢子宫内膜异位症，四诊合参，应属实证、气滞血瘀，故治疗上应以理气活血化瘀、消癥散结为基础，再结合其伴随症状对方药进行加减。《临证指南医案·眩晕》云："经云诸风掉眩，皆属于肝。"患者经行眩晕，故应从肝论治，辅予疏肝理气以止眩；另因月经周期阶段不同，生理特点亦异，正如"月生无泻，月满无补"，故魏师在临床应用中，极为重视根据月经周期的不同阶段、因势利导，将方药分为非经期方（平时方）及经前至行经方。平时方以宫外孕Ⅱ号方加减：柴胡、枳壳、郁金、川楝子等疏肝行气止痛，牡丹皮、赤芍、莪术、橘核、荔枝核、土鳖虫等活血化瘀，消癥散结；甘草调和诸药；全方活血化瘀、疏肝行气止痛，气顺血调则疼痛自止。经前至行经方（经前 1 周左右至经行 1~4 天）：选用膈下逐瘀汤加减，丹参、赤芍、桃仁、红花、马齿苋活血化瘀清热；郁金、枳壳、延胡索、救必应调气止痛；五指毛桃益气健脾、通络，麦冬滋阴养血。两方共用，补气养血，为经前血海之充盈做储备。无论平时或经前、经期，都应适量加用益气养血滋液之品，如五指毛桃、鸡血藤、麦冬，使气血充足，经血畅行，量足而痛止。

【病案四】

姓名：杨某。年龄：49 岁。婚育史：已婚，孕 2 产 0 流产 2（中孕引产 1 次，葡萄胎手术 1 次）。

初诊：2023 年 4 月 2 日。

主诉：反复经行下腹痛 30 余年，加重并发现子宫增大 1 年余。

现病史：患者从月经初潮（13 岁）起，每逢经行则下腹痛，常需服药止痛，甚或急诊肌内注射止痛针。经中药调理后可缓解，但反复发作，终未痊愈。平素月经规律，26~28 天一潮，6~7 天干净，量少，每次用卫生巾不足 10 条，色瘀黯，有血块，伴乳房胀痛、腰酸痛。经前或经行第 1 至 2 天偏头痛。末次月经：

2023年3月17日。平素纳可，眠欠安，多梦，大便畅，质偏软黏，小便调，舌胖淡稍暗，苔白，脉沉细。

妇检：外阴未见异常，阴道通畅，宫颈微糜，子宫后位，增大如孕10周，质硬，附件未及包块。

辅助检查：2023年2月行妇科B超，子宫大小为73mm×72mm×70mm，前壁有2个结节，提示子宫腺肌瘤并子宫肌瘤，附件未见异常。

诊断：

（1）中医：痛经、癥瘕（肾虚血瘀）。

（2）西医：痛经、子宫腺肌病、子宫肌瘤。

治法：活血祛瘀，消癥止痛。

处方：丹参15g，赤芍15g，白芍20g，三七粉3g（冲服），五指毛桃30g，续断片15g，醋延胡索10g，醋没药10g，首乌藤15g，茯神10g，橘核10g。7剂。

另予散结镇痛胶囊4粒，每日3次。

二诊：2023年4月9日。末次月经：2023年4月5日至今，量较前增多，血块减少，仍有下腹痛，服用止痛药1次。口干欲饮，大便溏，纳好，眠可，腰痛甚，舌淡红，边有齿印，苔白，脉沉细尺弱。

治法：益气活血，化瘀止血。

处方（经后期，行经第5天始服）：茜草15g，海螵蛸15g，太子参30g，岗稔根30g，黄芪20g，续断片15g，地稔根20g，三七粉3g（冲服），炙甘草5g，干益母草30g，制何首乌10g。7剂。

另予贞芪扶正颗粒1袋，每日2次。

三诊：2023年4月16日。末次月经：2023年4月5日，量增多，血块减少，6天干净，下腹痛较前好转。大便仍偏烂，日解2~3次。现头晕头胀痛，口干，纳眠可，小便调。舌淡红，苔黄厚，脉沉细。

治法：活血化瘀，软坚散结。

处方（非经期服药）：丹参15g，醋莪术10g，橘核15g，荔枝核30g，牡蛎30g（先煎），瓜蒌皮15g，土鳖虫5g，五指毛桃30g，茯苓30g，赤芍15g，藁本10g。7剂。

四诊：2023年4月30日。月经今天来潮，量少。经前下腹胀，经行腹痛如前，服用双氯芬酸1次。现下腹痛，下肢冷，平素怕冷，食欲不佳，口干不欲饮，眠可，小便调，大便烂，舌黯红，苔白较干，左脉沉细，右脉涩。查纸垫血量少，色黯，质稍稠。

治法：活血化瘀，行气止痛（月经1~4天）；益气补肾，化瘀止血（月经第5天始）。

处方：

（1）月经1~4天：当归15g，川芎5g，白芍20g，炙甘草5g，麦冬15g，红花10g，醋延胡索10g，救必应15g，醋没药10g，麸炒枳壳15g，干益母草30g，沉香6g（后下）。4剂。

（2）月经第5天始：丹参10g，茜草15g，海螵蛸15g，太子参30g，岗稔根30g，黄芪20g，续断片15g，地稔根20g，三七粉3g（冲服），炙甘草5g，首乌藤15g。2剂。

五至七诊：患者经行腹痛较前减轻，但仍需服用止痛药1次，守方续服。

治法：活血化瘀，行气止痛。

处方（经前至月经第4天止）：当归15g，川芎5g，白芍20g，炙甘草5g，麦冬15g，红花10g，醋延胡索10g，救必应15g，醋没药10g，麸炒枳壳15g，橘核10g，黑老虎15g。6剂。

八诊：2023年5月28日。末次月经：2023年5月23日，量偏少，色黯黑，有血块，经行腹痛，需服用止痛药。经后有偏头痛（左右交替），小腹隐痛。平素纳可，口干口苦，晨起明显，眠一般，梦多，二便调。现经血甚少，质稠，舌淡暗，苔微腻，脉细稍滑。

治法：益气活血，化瘀止血。

处方（行经第5天始）：茜草15g，海螵蛸15g，太子参30g，岗稔根30g，黄芪20g，续断片15g，地稔根20g，三七粉3g（冲服），炙甘草5g，干益母草15g，制何首乌15g。7剂。

其间患者仍定期于妇科门诊诊治痛经，经治疗，月经来潮时疼痛症状已缓解。

第二十一诊：2023年10月29日。

末次月经：2023年10月13日至18日，量中等，色红，无痛经。自诉服药后月经来潮时疼痛症状已缓解，现要求继续治疗。有口干腰痛，纳眠可，二便正常，舌淡，苔薄白，有齿痕，脉细弦。

治法：活血化瘀，软坚散结。

处方（非经期服药）：丹参15g，燀桃仁10g，白芍20g，醋莪术10g，橘核15g，荔枝核30g，牡蛎30g（先煎），瓜蒌皮15g，土鳖虫5g，甘草片6g，茯苓30g，珍珠母30g（先煎）。6剂。

2023 年 10 月—2023 年 12 月患者因疫情中断治疗后腹痛再发，2024 年 3 月复诊治疗，2024 年 6 月，患者经行腹痛症状明显改善，无须服用止痛药。2024 年 7 月 B 超复查与 2023 年 7 月比较，瘤体稍缩小，余无异常变化。

按：本例患者有痛经病史 30 余年，久病及肾，又反复孕堕，损伤肾气，故肾虚，加之多年未育，情怀不遂，肝气郁结，气滞则血瘀，表现为经期血块多，腰酸痛明显，妇科检查提示子宫增大如孕 10 周，妇科 B 超提示子宫腺肌病合并子宫腺肌瘤形成。

故本案患者的核心病机是肾虚血瘀，治疗上以补气益肾，化瘀消癥，行气止痛为基础，再结合月经周期及其伴随症状进行方药加减。

魏师根据患者月经周期的不同阶段而施治，将方药分为非经期方（平时方）、行经方（月经 1~4 天）、经后方（经行第 5 天始）。非经期注意补气益肾、固护肾气，予以续断、黄芪等，同时活血化瘀，软坚散结，加用行气之品，如橘核、荔枝核、土鳖虫、莪术、珍珠母等；经期 1~4 天以活血通经、化瘀止痛为法，喜用桃红四物汤加用岭南道地药材药对“黑老虎、救必应”，增强行气活血、化瘀定痛之功，经脉通，疼痛自除。而且本案患者经量偏少，故在经期可选用痛经基础方佛手散合芍药甘草汤（当归、川芎、白芍、甘草）。月经第 5 天后则以益气补肾活血化瘀止血为主，用海茜汤加二稔汤为基础方，以养血调周。本案患者在调周的每个阶段都不忘化瘀。对于此类病程长、邪气久积的患者，我们在处方用药的过程中，可配合必要的中成药口服，如本案患者长期辅以散结镇痛胶囊口服，以增消癥散结之功。

本案患者曾于外院就诊，当地医生建议患者采用消融或放置宫内节育器等治疗，但患者了解到有些患者术后疼痛未除，及可能出现不良反应，故拒绝。故魏师指出，对于此类年近围绝经期妇女痛经且抗拒手术等西医治疗方案者，我们应充分发挥中医药的优势，造福患者。

第五节　不　孕　症

【病案一】

姓名：薛某某。年龄：31 岁。婚育史：已婚，孕 1 产 1（2003 年顺产 1 胎）。

初诊：2012 年 11 月 21 日。

主诉：顺产后同居未避孕未孕 6 年。

现病史：月经26~27天一潮，经期为5~6天，经量中等（时多时少），第1~2天量多，第3~4天量少，色红有血块，偶尔痛经。2009年行输卵管通水试验，结果示输卵管通畅。曾用B超监测排卵，结果示有排卵。男方已行生育功能检查，结果正常。末次月经：11月19日。平素易头晕，纳可，眠欠安，难入寐，易醒（产后开始），口干。现值经期之初，觉乳房胀痛，腰酸。面部有痤疮，舌淡红，苔白，脉细略弦。检查：纸垫血污不多，色暗，质稍稠。

既往史：2012年7月13日宫腔镜术后病理诊断示子宫内膜息肉，早期分泌期子宫内膜。

处理：

（1）2012年8月13日曾因术后月经未至，考虑宫颈粘连，行宫颈扩张术，见暗红色血流出。

（2）测基础体温3周期。

诊断：不孕症（肾虚肝亢血瘀）。

治法：活血化瘀调经。

处方：茜根15g，海螵蛸15g，益母草30g，丹参15g，赤芍15g，土茯苓30g，续断15g，三七末3g（冲服），火炭母30g，甘草6g。3剂。贞芪扶正颗粒3盒，经后服，每次1包，日服3次。

二诊：2012年11月30日。病史如上。末次月经：11月19日　11月23日。近期眠欠佳，口干，大便溏，舌尖红，苔白，脉弦细。

治法：滋肾抑肝，养血调经。

处方：酒萸肉15g，熟地黄15g，鸡血藤30g，山药30g，珍珠母30g，百合15g，首乌藤20g，太子参30g，郁金15g，醋鳖甲20g，茯神10g，炒酸枣仁15g。7剂。

三诊：2012年12月7日。病史如上。末次月经：11月19日至23日。基础体温测定：上升5天（波动）。暂无不适，但体倦，大便转常，舌尖红，苔白，脉细。

治法：温肾助阳，养血益气。

处方：菟丝子20g，女贞子15g，党参20g，山药30g，当归身10g，桑寄生15g，熟地黄20g，枸杞子15g，淫羊藿10g，茯神20g，何首乌30g，乌豆衣15g。另予助孕丸12g，po，tid，10瓶。

四诊：2012年12月14日。不孕病史如上。末次月经：11月19日。基础体温：上升12天（波动）。近一周头痛，纳呆，恶心，咽干，舌尖红，苔白，脉细寸略浮。

诊断：感冒（风热）。

治法：疏风清热利咽。

处方：

（1）月经未来时：神曲 15g，薄荷 6g，前胡 10g，芦根 20g，牛蒡子 10g，瓜蒌皮 15g，岗梅 30g，人参叶 15g，甘草 6g，桑叶 10g，连翘 15g。每日 1 剂，水煎煮为 250~300ml，饭后一次温服，共 3 剂。

（2）若月经来潮，第 1~4 天服：丹参 10g，赤芍 10g，燀桃仁 10g，茜草 15g，海螵蛸 15g，太子参 30g，岗稔根 30g，黄芪 20g，续断 15g，地稔根 20g，三七粉 3g，炙甘草 5g。4 剂。

五诊：2012 年 12 月 21 日。病史如上，经至期未潮，基础体温上升 21 天。感冒已愈，下腹稍痛，舌尖边红，苔白，脉细略滑，拟诊早孕。

治法：滋肾扶脾，养血安胎。

处方：桑寄生 15g，盐菟丝子 25g，续断 15g，太子参 30g，山药 20g，黄芩 10g，墨旱莲 20g，女贞子 15g，白芍 15g，甘草 6g。5 剂。

六诊：2013 年 3 月 12 日。妊娠 16 周，感冒 1 月。现鼻塞流涕，咽痛，少咳，痰结难排，无恶寒，大便结，面部痤疮多，舌尖红，苔黄，脉细滑数。

诊断：感冒（风热）、中期妊娠。

治法：疏风清热利咽。

处方：荆芥穗 10g，神曲 15g，薄荷 6g，前胡 10g，芦根 20g，瓜蒌皮 15g，岗梅 30g，人参叶 15g，甘草 6g，桑叶 10g，桔梗 10g，木蝴蝶 5g。4 剂。

随后患者于孕 40 周足月分娩。

按：《石室秘录》云“肾水衰者，则子宫燥涸，禾苗无雨露之润，亦成萎黄”，阐述了肾之阴精亏乏在不孕症中的主导作用。肾藏精，司生殖，肾水不足则龙火内燔，而至阴虚火旺。该妇肾虚肝亢，肾阴虚血海蕴热，以致子宫干涩不能聚精孕子。治疗时应有补有泻，补于肾，泻于肝，补肾宜用滋养平补之品。

患者不孕合并子宫内膜息肉，处理后又并发宫颈粘连，扩宫后粘连解除，但之后 3 个月仍未受孕。魏师认为患者证属肾虚肝亢血瘀，可结合中药周期疗法：经期以活血化瘀调经为主，经后注重滋肾柔肝，扶脾养血，排卵后兼以温肾助阳。各期灵活运用中成药以增强疗效，仅一个周期的治疗，患者即成功获孕。孕前、孕后患者反复出现外感症状，魏师均遵守邪去大半即止、治病与安胎并举的原则，使患者病去、经调、胎安。

初诊时，患者正值经期，检查纸垫血污不多，色暗，质稍稠。中药处方中茜根、海螵蛸行血祛瘀，凉血止血；益母草、丹参、赤芍活血祛瘀调经；三七末活血祛瘀止痛；续断补肝肾、强筋骨；土茯苓、火炭母清热利湿；甘草调和诸药。全方共奏活血化瘀，调经止血之效，使经血畅行不留瘀，又能如期而止。贞芪扶正颗粒成分是黄芪和女贞子，可益气健脾、滋阴补肾。本诊经期活血调经，经后健脾补肾而平肝木。

二诊时经后期仍有失眠口干，治疗应以滋阴养肝，健脾养血为主，方中酒萸肉补益肝肾、收涩固脱，熟地黄滋肾养血，鸡血藤补血活血，山药、太子参补中益气，珍珠母、醋鳖甲平肝潜阳，郁金行气解郁，首乌藤、百合、茯神、酸枣仁养血宁心安神。

三诊正值排卵后，治疗以温补肾阳、健脾养血为主。加用助孕丸补益肝肾，健脾益气，滋阴补血。

四诊正值黄体期，患者外感风热，治疗以清热疏风利咽为法。考虑月经即将来潮，以活血化瘀益气调经为法，一并开具来经 1~4 天处方。

五诊经至期未潮，基础体温上升 21 天，考虑受孕，治疗以滋肾扶脾，养血安胎为主，处方为寿胎丸合二至丸加减。

【病案二】

姓名：陈某某。年龄：25 岁。婚育史：已婚，孕 0。

初诊：1982 年 2 月 9 日。

主诉：经行下腹痛 10 余年，婚后同居未避孕未孕 1 年余。

现病史：月经初潮 14 岁，30 天一潮，5 天干净，量中（每次用纸 1 包多），色暗红，有血块，每于经前一周开始下腹隐痛，腰酸，经行第一天痛剧（需服用止痛药）。末次月经：1 月 30 日。平素常头晕，腰痛，今日大便干结，腹隐痛。舌淡红，苔白，脉细弱，略弦。

妇检：外阴发育一般，阴毛稍少，宫颈光滑，子宫体前倾位，大小、硬度正常，活动可，无压痛，双附件区未及异常。

诊断：

（1）中医：不孕症、痛经（气滞血瘀）。

（2）西医诊断：女性不孕症、痛经。

处理：男方查精液常规，测基础体温三个周期。

治法：行气活血，化瘀止痛。

处方：当归 12g，川芎 5g，干地黄 20g，赤芍 12g，白芍 15g，五灵脂 12g，蒲黄 10g，台乌 12g，山楂 20g，甘草 5g。7 剂。

二诊：1982 年 8 月 10 日。末次月经：1 月 30 日。服上方 3 剂后腹痛除，月经再无来潮，现孕 6 月余，胎动较频，时有下腹痛来诊。耻骨联合上三横指扪及宫底，舌淡红，苔白，脉滑。予以当归芍药散和寿胎丸加减，以固肾安胎，养血止痛。

血瘀是影响精卵结合，从而导致不孕的重要原因。冲任是奇经八脉中的两脉，王冰说“冲为血海”“任主胞胎”，《黄帝内经》认为冲脉为“十二经之海”，张景岳指出“冲脉为月经之本”。妇女多七情内伤，易有碍气机，多肝郁气滞，致气血失调，冲任无以所养，胎无以养载，则为不孕。本病病位在肝，可涉及脾脏。肝藏血，主气机疏泄，肝气郁结则气滞血瘀；肝克脾土或思虑伤脾，脾失运化，气虚致瘀或气机不畅，痰湿停滞，亦夹湿、痰等病理产物阻碍气血运化。不孕病程较长，久病致郁，且患者求子心切，长久不孕影响心情，从而导致恶性循环，进一步影响气血运行。此女气滞血瘀，瘀血阻滞于胞宫胞络，新血不生，从而影响受孕。故采用活血化瘀、行气止痛方治疗。四物汤中当归、川芎养血活血；熟地黄、白芍养血敛阴；甘草缓急止痛；五灵脂、蒲黄、台乌行气化瘀止痛；山楂活血化瘀；甘草调和诸药。诸药合用，共奏行气活血止痛之功，瘀血除，胞脉畅，故能摄精成孕。

【病案三】

姓名：黄某某。年龄：39 岁。婚育史：已婚，孕 0。

初诊：2020 年 11 月 26 日。

主诉：已婚 10 年，同居未避孕，8 年未孕。

现病史：月经 1 次 7 天，28~30 天 1 次，量偏多，有血块，痛经（+/–），腰痛、乳胀痛，经前明显。外院检查双侧输卵管通畅；2019 年外院行宫腔镜提示：慢性子宫内膜炎（双阳性细胞？热点区 4~6 个），治疗后好转。前次月经：10 月 4 日，量中，7 天干净。促排，10 月 25 日取卵。2020 年 11 月 1 日外院行第 1 次胚胎移植，未着床。末次月经：11 月 17 日—11 月 23 日，量中。

现症见：经前痤疮，纳常，眠欠安，难入睡，大便偏干。舌稍红，苔微黄，脉细弦。

既往史：2018 年行乳腺囊肿切除术，有桥本甲状腺炎、甲状腺功能减退病史，现服用优甲乐 75μg，qd。有胰岛素抵抗、缺铁性贫血病史。曾因子宫内膜息肉三次行宫腔镜手术，末次 2019 年 9 月，术后病理结果示增殖期子宫内膜。

妇检：外阴正常，阴道通畅，宫颈光滑，子宫后位，常大，质中，活动可，双附件未及异常。

诊断：不孕症（脾肾两虚肝郁）。

治法：滋肾养肝，扶脾养血。

处方：桑寄生 15g，酒女贞子 15g，茯神 10g，首乌藤 15g，酒萸肉 15g，山药 20g，陈皮 6g，鸡内金 10g，甘草 6g，白术 15g，黄芩片 10g。7 剂。

二诊：2020 年 12 月 3 日。末次月经：11 月 17 日—11 月 23 日，量中，无痛经，无血块。纳可，眠改善，二便调。舌淡红，边有齿印，苔薄黄，脉细弦。

治法：健脾养肝，温肾助阳。

处方：桑寄生 15g，盐菟丝子 15g，续断 10g，淫羊藿 15g，枸杞子 15g，郁金 20g，酒苁蓉 15g，党参片 15g，炙甘草 6g，白术 30g，白芍 15g。7 剂。另予助孕丸 12g，po，tid，10 瓶。

三诊：2021 年 1 月 7 日。末次月经：12 月 21 日，基础体温已上升，无不适，舌淡红，脉弦细。

治法：健脾养肝，温肾助阳。

处方：桑寄生 15g，盐菟丝子 20g，续断 15g，淫羊藿 10g，枸杞子 15g，郁金 15g，党参片 15g，炙甘草 6g，白术 15g，山药 30g，酒苁蓉 15g。7 剂。

四诊：2021 年 1 月 14 日。末次月经：12 月 21 日。拟试管，无不适，纳眠可，二便调，舌淡红，苔白，脉细略弦。

治法：疏肝活血，益肾扶脾。

处方：当归 10g，白芍 15g，北柴胡 10g，山药 20g，茯苓 20g，盐菟丝子 20g，炙甘草 5g，鸡血藤 15g，郁金 10g，续断 15g，五指毛桃 30g，7 剂。

五诊：2021 年 1 月 21 日。病史如前，末次月经：1 月 17 日，量较多，现已量减至正常，无月经前后诸症。纳眠可，二便调，舌淡红，苔白，脉细略弦。

治法：滋肾养肝，扶脾养血。

处方：桑寄生 15g，酒女贞子 15g，酒萸肉 15g，盐菟丝子 20g，党参片 15g，山药 20g，白术 15g，甘草 15g，岗稔根 30g，陈皮 6g，鸡内金 10g，制何首乌 10g。7 剂。另予助孕丸，12g，po，tid，10 瓶。

六诊：2021 年 1 月 28 日。末次月经：1 月 17 日—1 月 22 日，现无不适，大便偏软，舌尖边红，苔白，脉弦细。

治法：健脾养肝，温肾助阳。

处方：桑寄生 15g，盐菟丝子 20g，续断 15g，淫羊藿 10g，枸杞子 15g，郁金 15g，党参片 15g，炙甘草 6g，白术 15g，茯苓 15g，黄芪 15g。7 剂。另予助孕丸 12g，po，tid，10 瓶。

七诊：2021 年 2 月 4 日。末次月经：1 月 17 日。经后现痤疮，余无不适，舌边尖红，苔白，脉弦略滑。

治法：健脾养肝，温肾助阳。

处方：桑寄生 15g，盐菟丝子 20g，续断 15g，酒苁蓉 15g，枸杞子 15g，郁金 15g，党参片 15g，炙甘草 6g，白术 15g，酒黄精 15g，五指毛桃 30g。7 剂。

八诊：2021 年 2 月 21 日。末次月经：2 月 12 日。经行无不适，有痤疮，眠欠佳，余无不适，舌淡胖，苔白微黄，脉细滑。

治法：滋肾养肝，扶脾养血。

处方：桑寄生 15g，酒女贞子 20g，酒萸肉 15g，盐菟丝子 20g，党参片 15g，山药 20g，白术 15g，炙甘草 6g，陈皮 6g，鸡内金 10g，茯神 10g，首乌藤 15g。7 剂。另予助孕丸 12g，po，tid，10 瓶。

九诊：2021 年 2 月 28 日。末次月经：2 月 12 日—2 月 18 日，量中等，色鲜红，血块（++），无痛经，无乳胀，矢气较多，纳可，眠一般，余无不适，舌淡胖，苔白，脉细滑。基础体温上升欠典型。

治法：健脾养肝，温肾助阳。

处方：桑寄生 15g，盐菟丝子 20g，续断 15g，淫羊藿 10g，枸杞子 15g，郁金 15g，党参片 15g，炙甘草 6g，白术 15g，茯苓 15g，盐巴戟天 10g。7 剂。

十诊：2021 年 3 月 7 日。矢气减少，余无不适，舌淡红，苔白，脉细略弦。

治法：健脾养肝，温肾助阳。

处方：桑寄生 15g，盐菟丝子 20g，续断 15g，枸杞子 15g，郁金 15g，党参片 15g，炙甘草 6g，白术 15g，茯苓 15g，五指毛桃 30g。7 剂。

十一诊：2021 年 3 月 14 日。末次月经：3 月 14 日，量如常，色红，血块

(－),痛经(－),小痤疮(＋),余无不适。舌尖边红,苔白略干,脉略细。查血垫血污量不多,色暗红,质正常。

治法:活血化瘀,佐益气通经(经行第1~4天)。

处方:马齿苋20g,麦冬15g,土茯苓30g,甘草片6g,丹参15g,赤芍10g,桃仁10g,五指毛桃30g,续断15g,牡蛎30g。4剂。

治法:滋肾扶脾,养血止血(经行第5天始服)。

处方:太子参30g,墨旱莲30g,酒女贞子15g,侧柏叶15g,牡蛎20g,岗稔根30g,地稔根30g,马齿苋20g,炙甘草6g,地榆20g,制何首乌10g。3剂。

随后患者2021年3月21日—4月22日,每周规律门诊诊治,共就诊5次,均根据患者月经周期变化,予以中药人工周期治疗,予以调经一、二、三方结合刻诊时症状施治。

十七诊:2021年5月30日。末次月经:5月9日,量中,7天干净。5月29日行胚胎移植术,现下腹自觉少许灼热,纳眠可,二便调,舌淡红,苔白腻略厚,有齿痕,脉略弦细略滑,右侧明显。

治法:补肾固冲,健脾化湿。

处方:桑寄生15g,盐菟丝子25g,续断15g,党参片20g,白术15g,山药20g,白芍15g,炙甘草6g,茯苓15g,扁豆花10g,紫苏梗10g。7剂。

十八诊:2021年6月12日。胚胎移植术后14天,下腹微刺痛,感腰酸,纳眠可,二便调,舌淡红,苔白微黄略厚,脉稍滑略细兼弦。

检查:人绒毛膜促性腺激素334.35IU/L。

治法:健脾固肾安胎。

处方:桑寄生15g,菟丝子25g,续断15g,党参20g,白术15g,黄芩5g,山药20g,白芍15g,紫苏梗10g,砂仁5g(后下),茯苓20g,甘草6g。4剂。

十九诊:2021年6月16日。胚胎移植术后18天,现纳眠可,乳胀,二便调,舌尖红,苔白腻,脉细数稍滑。6月11日查人绒毛膜促性腺激素334.35IU/L,6月16日查人绒毛膜促性腺激素1681IU/L。

治法:健脾固肾,理气化湿。

处方:桑寄生15g,党参20g,山药20g,砂仁6g(后下),盐杜仲15g,白术15g,茯苓20g,续断15g,紫苏梗10g,白扁豆20g,盐菟丝子30g,布渣叶30g。4剂。

二十诊:2021年6月19日。胚胎移植术后21天,6月17日见少许粉红色分泌物，伴下腹痛、腰酸，经服6月12日方加服阿胶15g，昨日开始症状消失，现纳眠可，二便调，舌淡红暗，苔微黄略厚，脉细数稍滑。

治法：健脾固肾，佐清热祛湿。

处方：盐菟丝子30g，续断15g，桑寄生15g，阿胶15g（烊服），党参20g，白术15g，黄芩6g，扁豆花10g，砂仁6g（后下），白芍15g，甘草6g，女贞子15g。4剂。

二十一诊：2021年6月26日。胚胎移植术后4周，近3天纳欠佳，恶油腻，2天前见少许咖啡色分泌物，今晨下腹不适，腰酸（-）。舌淡红，苔白微黄、较上诊稍退，脉滑略数。6月25日查B超：未见明显胚芽。

治法：固肾安胎，健脾化湿。

处方：盐菟丝子30g，续断15g，桑寄生15g，阿胶15g（烊服），党参20g，白术15g，黄芩6g，扁豆花10g，砂仁6g（后下），白芍15g，甘草6g，法半夏10g，生姜3片。4剂。

二十二诊：2021年7月3日。移植后5周，现时见少许褐色阴道分泌物，劳则腰酸，无腹痛，纳呆欲呕，无口干、口苦，大便偏软，查孕酮、人绒毛膜促性腺激素偏低，舌淡红胖，边有齿印，苔白略厚，脉关略滑兼弦。6月27日人绒毛膜促性腺激素39 838IU/L，6月28日外院查B超：宫内早孕，活胎，子宫腔积液14mm×7mm。

治法：健脾和胃，固肾安胎。

处方：桑寄生15g，菟丝子30g，续断15g，党参20g，白术15g，芡实20g，法半夏10g，白芍15g，柿蒂20g，岗稔根30g，竹茹15g，甘草6g。7剂。

绒促性素粉针剂：2 000U，im，qod×4天。

黄体酮注射液：20mg，im，qd×7天。

二十三诊：2021年7月10日。移植术后6周。6月27日人绒毛膜促性腺激素：39 838IU/L。7月3日人绒毛膜促性腺激素：68 520IU/L，连续一周无阴道出血，昨夜见少许咖啡色分泌物，无下腹痛腰酸，纳呆欲呕，大便偏软（今日未解），舌淡红，苔白，脉滑略数。

治法：固肾健脾，养血安胎。

处方：桑寄生15g，菟丝子30g，续断15g，党参20g，白术15g，芡实20g，法半夏10g，柿蒂20g，制何首乌20g，岗稔根30g，炙甘草6g。7剂。绒促性素粉针剂2 000U，im，qod×3天。黄体酮注射液20mg，im，qd×3天。

二十四诊：2021年7月17日。移植术后7周。7月20日外院查B超示：宫内妊娠约8周，活胎。昨天开始见阴道少量出血（湿护垫），色鲜红，之后量少色转暗，现阴道少量流血，无下腹痛腰酸，纳可，大便偏软，舌淡红，苔白（代诉）。

治法：固肾扶脾，养血止血。

处方：桑寄生15g，菟丝子30g，续断15g，党参30g，白术15g，芡实20g，岗稔根30g，鹿角霜10g，阿胶珠15g（烊服），砂仁5g（后下），白芍15g，赤石脂15g，甘草6g。7剂。

二十五诊：2021年7月25日。移植术后8周，近3天无流血，无腹痛腰酸，晨起欲呕，纳可，大便日1次，偏硬，无口干口苦，舌淡红，苔白微黄，脉滑略弦。

治法：健脾和胃，固肾安胎。

处方：桑寄生15g，菟丝子30g，续断15g，党参30g，山药20g，柿蒂20g，白术15g，岗稔根30g，阿胶珠9g（烊服），白芍15g，墨旱莲15g，炙甘草6g。7剂。

二十六诊：2021年8月1日。移植术后9周。近一周无阴道出血，无腹痛，纳可，眠佳，二便调，舌淡略胖，边有齿印，苔白，脉细滑。

治法：健脾固肾安胎。

处方：桑寄生15g，菟丝子30g，续断15g，党参20g，白术15g，山药20g，白芍15g，炙甘草6g，墨旱莲10g，岗稔根15g，柿蒂10g。7剂。

二十七诊：2021年8月15日。移植术后11周，无不适，纳眠可，排便困难，2日1次，质硬，纳可，舌淡红，苔薄白，脉细滑。8月9日查B超示：子宫内妊娠，如孕12+周，单活胎。

治法：健脾固肾安胎。

处方：桑寄生15g，菟丝子30g，续断15g，党参20g，白术15g，山药30g，白芍15g，炙甘草6g，黄芩片10g，酒苁蓉10g。7剂。

之后患者于孕期间断辨证服中药，排便症状明显改善，孕期无特殊不适，于2022年2月13日，足月剖宫产一健康婴儿。

按：中医没有甲状腺功能减退对应的病名，统将甲状腺疾病归属于“瘿病”范畴，《明医指掌·瘿瘤》云：“瘿但生于颈项之间；瘤则遍身体头面、手足，上下不拘其处，随气凝结于皮肤之间，日久结聚不散，累积而成。”

该女有甲状腺功能减退、胰岛素抵抗、桥本甲状腺炎病史，脾肾素虚，加之曾因子宫内膜息肉行三次宫腔镜手术，导致肾气进一步虚损。

魏师指出，中医药在增加辅助生殖技术的妊娠成功率方面发挥着重要作用。在胚胎移植前，辨证加中药调周疗法，顺应子宫内膜的周期性变化，提高子宫内膜的容受性，可为胚胎移植提供良好的宫腔环境（“土壤”）。胚胎移植成功后，仍需要充足的“营养”，胎孕的整个过程均依赖于先天之精的滋养和肾气的固摄，以及后天水谷精微的充养。

综观本案的治疗，充分体现两点：一是根据“肾为冲任之本”“肾主生殖”“经水出诸肾”的理论，抓住补肾为要，即使肾虚症状不明显，亦然；二是本案以调经一、二、三方结合刻诊时症状施治。经行初期用宫外孕二号方活血化瘀，加用五指毛桃、续断等顾护脾肾但不滋腻之品；行经末期予二至丸、二稔汤加减以滋补肾阴凉血止血；经后加用女贞子、山茱萸养肾阴；排卵期加用淫羊藿、巴戟天、枸杞子温肾助阳，郁金疏理气机；黄体期以寿胎丸合四君子汤加减。

受孕后沿用寿胎丸合四君子汤加减补肾健脾固冲，阴道出血用道地药材岗稔根健脾补血，必要时加阿胶珠养血止血，孕期大便困难选用肉苁蓉、白芍、山药补肾养血、润肠通便，纳呆欲呕，加法半夏、竹茹、柿蒂和胃降逆；下腹痛，出现先兆流产症状，加紫苏梗、白芍、炙甘草行气缓急止痛。魏师同时指出，我们在安胎的过程中要注重中西医并举。本案患者受孕后查孕酮、人绒毛膜促性腺激素偏低，积极配合使用西药，予黄体酮注射液和绒促性素粉针剂治疗，最终获得满意效果。

第六节　滑胎、胎漏

【病案一】

姓名：朱某某。年龄：30 岁。职业：公社供销部售货员。婚育史：已婚，孕 3 产 0 流产 3。

初诊：1978 年 11 月 15 日。

主诉：连续自然流产三次。

现病史：12 岁月经初潮，既往月经常周期延后，30~40 天 1潮，5 天干净，量中，用卫生巾每次1包多，色红，有血块，下腹痛（±）。27岁结婚，孕3产0流产3（1976年9月、1977年5月均因孕3月不全流产行清宫术，1978年9月28日因孕3月完全流产）。末次月经：11月4日（清宫术后月经复潮），5天净，量色质同以往。现已干净一周，见下腹不适，腰痛，多梦，夜尿2~3次。舌暗红，苔薄白，脉弦细。

丈夫精液：1978年10月20日，量2.5ml，数目5 000 000/ml，活力70%，精子形态为有大头精子，较多红、白细胞。

妇检：外阴发育正常，阴毛较密、粗，达肛周，但仍呈女性分布，腿毛较多，阴道壁平滑，容2指，子宫颈光滑，子宫体前倾屈，大小、质地、活动正常，双附件未扪及异常。

诊断：

（1）中医：滑胎（脾肾两虚肝郁）。

（2）西医：复发性流产。

治法：健脾补肾疏肝。

处理：①建议避孕一年；②查基础体温；③男方到泌尿外科诊治。

处方：茯苓15g，法半夏10g，白芍25g，柴胡10g，覆盆子15g，山楂15g，当归15g，桑寄生20g，续断15g，甘草5g，3剂。

二诊：1979年10月27日。滑胎史见前，男方未认真调治，唯女方服上方10余剂。现停经45天（末次月经：9月12日），现感恶寒，腰酸，下腹时痛，无阴道流血（以往3次流产，均先出现腹痛症状，黄体酮保胎无效后堕胎），纳可，大便稍烂，每日1~2次。10月24日，至市妇幼诊治，查尿妊娠试验阳性，10月25日起，服用醋酸甲羟孕酮4mg，po，tid。舌尖稍红，苔少，脉细滑。

诊断：胎动不安、滑胎（脾肾两虚）。

治法：健脾固肾，益气养血，安胎。

处方：桑寄生、续断、菟丝子、党参、白术、何首乌。如腰痛甚，加狗脊、金樱子、川杜仲、艾叶。

黄体酮注射液，10mg，im，qd，7天后改qod，再7天后改2次/周，之后停药。

随后患者在孕期出现各种不适症状，均予以中药汤剂辨证加减，疗效显著。如合并感冒，表现为恶寒、无发热，予玉屏风加荆芥、神曲、紫苏梗、茯苓、生姜、大枣；合并头痛不适，予荆芥、防风、神曲、紫苏梗、菊花、茯苓、前胡、生姜、大枣、薄荷、蔓荆子等；合并大便烂或便前腹痛，予参苓白术散加黄芩、砂仁、白芍、木棉花、紫苏梗、陈皮，肠鸣甚则加防风（或选痛泻要方）；非感冒头痛（肝气上逆），予养血安胎方加钩藤、菊花、竹茹、蒺藜。

于 1980 年 6 月 25 日剖宫产一男婴，4 公斤，健壮活泼，头发浓黑。

按：《普济方》中指出“无子者，冲任不足，肾气虚寒也”。此女几次均为孕 3 月左右出现堕胎，且屡孕屡堕，滑胎患者会因为反复终止妊娠而产生严重的精神创伤和心理负担，多有情志焦虑、抑郁状态。情志不舒，久则肝气郁结，以致冲任瘀阻而难成孕；肝气不舒，则气机不畅，使冲任气血失调，胎失摄养而易致胎元不长或堕胎、小产。同时，滑胎患者反复堕胎、小产，身心屡受创伤，多思虑不遂，忧思伤脾，脾失健运，气血生化乏源，胚胎失于荣养，则枯萎不长，或堕胎、小产，甚则屡孕屡堕。故病机为脾肾亏虚、肝郁。治法以健脾固肾疏肝为主。

一诊方中茯苓健脾渗湿，法半夏燥湿化痰、降逆止呕，白芍养血调经、柔肝止痛，柴胡疏肝解郁，桑寄生、续断补肝肾，覆盆子益肾固精，山楂消食健脾、行气化瘀，当归活血补血，甘草调和诸药。

二诊时已怀孕，治法以健脾固肾、益气养血、安胎为主。方中桑寄生、续断均能补肝肾、强筋骨、安胎，续断还具有行血止血的作用；菟丝子补肾益精、养肝明目、固胎止泻；党参生津止渴、益气养血；白术燥湿健脾；何首乌补益精血、补肝肾。全方药性以温平为主，药味以甘、苦、辛为主，归经主要归肝肾脾经，诸药合用，则气血双补，使气能载胎，血以养胎。黄体酮具有补充黄体功能、保胎的作用。

该患者共诊治 27 次（其中 23 次均代诉取药，4 次面诊），其中只有 11 次用安胎方，16 次均属治新病。病案体现了安胎以固肾为本，治病与安胎并举，有新病则治病，病去则胎安的原则。

本案男方精子少，异形且红、白细胞多，但仍不要放过试孕保胎机会，积极调治，采用中西医结合的方式，积极进行调理与治疗，可以提高生育能力，增加妊娠的可能性。

【病案二】

姓名：夏某某。年龄：39 岁。职业：教师。婚育史：已婚，孕 1 产 1。

初诊：1980 年 11 月 14 日。

主诉：停经2月，反复阴道出血24天未净。

现病史：放置宫内节育器6年，月经基本正常。末次月经：1980年9月11日。10月20日出现阴道流血，开始4天量少，其后量多（2小时用纸9张），持续2~3小时后，量稍减少，血止2天后复流血，初始量多，后减少，如此反复4次，至今已24天尚未净。曾于外院行妇检、尿妊娠试验、超声检查，均未发现妊娠表现，11月7日盆腔透视见宫内节育器。患者形体稍胖，面色红黑，现阴道流血不多，质稀夹微小血块（瘀黑），无下腹及腰痛，但感头痛，心悸，夜尿3~4次，胃脘不适，嗳气（有胃病史），舌淡红，略胖，苔薄白润，脉沉细弱。

诊断：经漏（血瘀证）。

治法：活血祛瘀止血。

处方：五灵脂10g，蒲黄（生炒各半）（包煎）8g，赤芍12g，益母草15g，五味子10g，枳壳12g，甘草5g，丹参15g，赭石20g，茯苓25g。3剂。

考虑患者反复阴道流血20余天不止，而化验检查均未发现异常，量时多时少，色时淡时或有块，瘀黑。故考虑属月经病范畴，按月经病论治。

二诊：1980年11月21日。服上药3剂，3天内见少许流血，其后于11月17日流血止，现觉胃脘不适，胸翳，欲呕，嗳气，纳差，心悸，夜尿3~4次，考虑流血时间长，原因不明，行妇检。

妇检：外阴阴道通畅，子宫颈光滑，着色，见一纳氏囊肿，黄豆大。子宫体增大如孕2月余，前倾，活动可，质软，无压痛，双附件区未及明显异常。

诊断：胎漏、妊娠恶阻（肝胃不和）。

处理：超声检查，人绒毛膜促性腺激素检验。

治法：抑肝和胃，降逆止呕。

处方：法半夏12g，茯苓15g，甘草5g，柴胡12g，枳壳12g，沙参15g，佛手12g，莱菔子15g，白术12g。5剂。

三诊：1980年11月26日。血止10天，无明显不适。11月26日超声结果：子宫内妊娠（子宫最大厚度7cm，胚胎长径2cm，见胎心胎动反射）。人绒毛膜促性腺激素：64万IU/L。

妇检：子宫增大如孕3月，质软，活动可，余同11月21日。

意见：①早孕2月余；②宫内节育器。

处理：拟11月28日行人流＋取环术。

四诊：1980 年 11 月 28 日。手术所见：术前宫深 12cm，术后宫深 11cm。刮出组织物 50g（见胸肋骨骼等），组织物绒毛新鲜，出血 30ml。取出金属环一个，完整，术中顺利。

按：本案患者因反复阴道出血 24 天来诊，首诊时，因曾于外院行妇科检查、尿妊娠试验、超声检查，均未发现妊娠表现，且患者已放置宫内节育器，无生育要求，因而忽略了妊娠因素，误诊为“经漏”，予活血化瘀方三剂，二诊患者阴道出血止，而纳呆、嗳气、欲呕等类早孕反应症状加重，才予以妇检，发现子宫增大。三诊超声检查确定为早孕（活胎），行人流术＋取环术。

本案发生于 20 世纪 80 年代，由于经验不足，以及诊疗手段欠充足，发生误诊，亦希望在此总结经验教训。对于异常子宫出血的诊断，尤须注意排除妊娠因素。生育年龄女性，有性生活史，以往月经正常，而突然出现异常子宫出血者，必须注意妊娠因素，及时完善相关检查，甚至复查，明确诊断。

该患者一诊时诊为经漏，以化瘀止血为主。方中五灵脂、蒲黄（失笑散）为君药，起活血祛瘀、散结止痛作用，赤芍散瘀止痛，益母草活血调经，丹参活血调经、祛瘀止痛，赭石降逆止呕，五味子敛心益神，枳壳行气消积，茯苓健脾渗湿，甘草调和诸药。全方共用 3 天，起到了很好的化瘀止血作用，瘀除血止。二诊时主要症状是胃脘不适，方中法半夏止呕，沙参益胃生津，佛手和胃理气，枳壳行气消积，莱菔子消食除胀，柴胡疏肝解郁，茯苓健脾渗湿，白术补气健脾，甘草调和诸药。三诊时行 B 超检查发现活胎，说明使用活血化瘀法之失笑散加味对本病例胚胎近期发育未见不良影响，且止血后胎安。

《金匮要略·妇人妊娠病脉证并治》云：“妇人宿有癥病，经断未及三月而得漏下不止，胎动在脐上者，为癥痼害。”盖因素有症瘤之疾，血留滞于胞脉，妇人受孕之后，新血不得归经以养胎元，故而漏下。本例患者放置宫内节育器多年，对于胎孕而言，可当作“素有痼疾”；流血时间长，阴道出血色暗有块，故诊为血瘀证，治以活血化瘀法，因无生育要求，故而毫无顾忌地使用了较多峻猛的祛瘀药物，取得了较好效果，说明“有故无殒”也。但这只是个案，因个体有差异，故疗效不具有普遍性。

临床上，对有生育要求的胎漏兼内有瘀血的患者，如确需用活血化瘀药，应严格按照药典规定使用，药性由缓至峻，药量由小至大，根据病情调整。对无生育要求者，应及时手术，如确需中药治疗，无论有无生育要求，均应严密观察，必要时住院，以免延误病情，或出血过多，变生他症。

第七节　其　　他

【病案一】

姓名：黄某某。年龄：29岁。婚育史：已婚，孕0产0。

初诊：1981年9月18日。

主诉：阴道排液半年。

现病史：今年3月开始阴道排液，量多、需垫纸，质稀如水，色黄，无下腹痛，曾口服西药青霉素、磺胺、红霉素、庆大霉素、卡那霉素，以及中药等治疗，近1个月又疑盆腔结核，行抗结核治疗，阴道分泌物培养出大肠埃希菌，药敏试验提示全部不敏感。现尚流液，量减少，色微黄，微臭，无下腹痛，腰酸，纳可，二便调。月经周期尚准，经量偏多，色红，伴下腹胀痛，腰酸，末次月经：8月22日。舌淡红胖，尖稍红，边有齿痕，苔白微黄腻，脉弦细无力略数。

妇检：外阴正常，阴道分泌物较多、臭，子宫颈细小，表面光滑，颈口有脓样分泌物流出，子宫体呈水平位，似正常大小，质中，活动受限，无明显压痛。双附件：左侧扪及片状囊性物，边界欠清，压痛不明显，右侧附件扪及一大小8cm × 6cm × 5cm的包块，囊状，无明显压痛。妇检过程中见较多脓性液体流出，臭秽。

诊断：

（1）中医：带下病（脾肾两虚，热毒内蕴）。

（2）西医：盆腔脓肿。

治则：扶正驱邪，托里排脓。

治法：扶脾益肾，清热解毒。

处方：黄芪20g，茯苓30g，山药15g，败酱草15g，木通15g，桑寄生12g，续断12g，蒲公英20g，忍冬藤30g，冬瓜仁30g。6剂。配合双柏散外敷少腹部。

二诊：1981年9月23日。服药后阴道排液较前减少，臭气减少，色转淡，腰酸减轻，纳可，二便调。末次月经：8月22日。舌质暗，边尖稍红，苔白浊，脉弦细略数。

治法：扶脾益肾，清热解毒。

处方：黄芪 20g，茯苓 25g，桑寄生 15g，冬瓜仁 25g，当归 5g，续断 12g，蒲公英 25g，忍冬藤 25g，生薏苡仁 25g，败酱草 12g。7 剂。

三诊：1981 年 10 月 7 日。症状较前继续减轻，十天来不需纸垫，舌淡暗胖，边有齿痕，苔白微黄稍腻，脉弦细略数。

治法：扶脾益肾，清热利湿。

处方：茯苓 30g，山药 20g，忍冬藤 25g，生薏苡仁 30g，黄芪 20g，白芷 9g，续断 20g，白术 12g，海螵蛸 15g，紫苏梗 10g。4 剂。

四诊：1981 年 10 月 21 日。流液减少，基本无臭味，唯腰酸，舌淡暗胖，边有齿痕，苔白微黄稍腻，脉弦细略数。

治法：健脾祛湿，软坚散结。

处方：茯苓 30g，党参 20g，山药 15g，海螵蛸 15g，白术 15g，车前子 12g，陈皮 5g，柴胡 3g，甘草 5g，苍术 6g，莪术 9g。7 剂。

按：本例患者诊为盆腔脓肿，使用西医各类抗生素效果不满意，加用中药辨证口服 1 个月后病情得到良好控制。魏师认为，盆腔急性感染初期，多属湿热瘀毒，可选用大黄牡丹汤加减，联合抗生素多能取效。中期脓成正伤，宜扶正祛邪，托里透脓，选用《医宗金鉴》的托里透脓散加减，全方益气升陷与托里透脓并用，能使气充陷升，排脓泻毒。本例患者运用多种抗生素后出现正气下陷，痈肿不消，余热未清，故在托里透脓散的基础上加用忍冬藤、败酱草、薏苡仁等清热祛湿解毒之品，并合双柏散外敷。后期热毒已解，正伤包块残留，宜益气健脾利湿，佐以软坚散结，方选完带汤加海螵蛸、莪术等取效。

【病案二】

姓名：陈某。年龄：28 岁。婚育史：已婚，孕 1 产 0 流产 1。

初诊时间：2023 年 9 月 17 日。

主诉：停经 42 天，干呕 3 天。

现病史：既往月经规律，30 天左右一潮，量中，近 2 年经期延长，经前 9~10 天点滴出血之后经量增多，持续 5 天左右干净，患者定期于妇科门诊口服中药调理，调理期间仍反复点滴出血。末次月经：8 月 6 日—8 月 30 日（期间 8 月

21日至22日无出血)。3天前始觉晨起干呕。现有干呕,乳胀,腰部僵硬感,无明显腹痛;舌暗红,边尖红,苔白微腻,脉细滑。

既往史:2021年6月行人流术,同年8月行宫腔镜检查+宫颈粘连松解术。

辅助检查:9月15日查血孕酮18.6ng/ml,人绒毛膜促性腺激素89.84mIU/ml。

诊断:

(1)中医:妊娠恶阻(脾肾两虚,胃失和降)。

(2)西医:妊娠呕吐。

治法:理气健脾,益肾安胎。

处方:桑寄生15g,盐菟丝子25g,断续片15g,太子参30g,山药20g,黄芩片10g,墨旱莲20g,酒女贞子15g,白芍15g,甘草片6g,紫苏梗10g,7剂。

二诊:2023年9月24日。现无阴道流血,偶有小腹隐痛,腰酸;舌暗红,苔薄白,边有齿痕,脉弦细略滑(左为显)。

辅助检查:9月19日查孕酮19.6ng/ml;雌二醇247pg/ml;人绒毛膜促性腺激素227.94mIU/ml。9月22日查孕酮40ng/ml;雌二醇283pg/ml;人绒毛膜促性腺激素783mIU/ml。

治法:健脾消滞,补肾安胎。

处方:桑寄生15g,盐菟丝子25g,断续片15g,太子参30g,山药20g,墨旱莲20g,酒女贞子15g,白芍15g,甘草片6g,鸡内金10g,紫苏梗10g。14剂。

三诊:2023年10月15日。孕6周余,要求中药调理,现有早孕反应,胃纳欠佳,睡眠尚可,大小便调;舌质略红,苔薄白,脉弦细略滑。

辅助检查:10月5日彩超示宫内妊娠6+周,可见胎心。10月5日查孕酮118.8ng/ml,人绒毛膜促性腺激素52 725.57mIU/ml。

治法:抑肝和胃,降逆止呕。

处方:茯苓30g,法半夏10g,柿蒂20g,竹茹15g,紫苏叶10g,黄连片5g,白芍15g,乌梅15g,续断片15g,桑寄生15g,生姜。7剂。

四诊:2023年10月22日。孕7周,继续中药调理,现偶有腹胀,纳一般,多梦,大便每天1~2次,不成形,舌红偏暗,边尖红,苔薄白,脉弦滑。

辅助检查:10月19日彩超示宫内妊娠如孕7周,活胎胚芽,10mm。10

月19日查孕酮75.3ng/ml，人绒毛膜促性腺激素238 000mIU/ml。

治法：抑肝和胃，固肾安胎。

处方：茯苓30g，法半夏10g，竹茹15g，紫苏叶10g，续断片15g，桑寄生15g，白术10g，黄芩片10g，大腹皮10g，火炭母15g，生姜15g，7剂。

按：恶阻的核心病机是胃失和降，治法应为和胃降逆止呕，方以小半夏加茯苓汤加味。受孕之后，阴血聚于冲任以养胎，致使孕妇处于阴血偏虚，阳气偏亢的生理状态。安胎之法，以补肾培脾为主，补肾为固胎之本，培脾乃益血之源，本固血充，则胎可安。此案方药以桑寄生、菟丝子、断续、二至丸等补益药为主，辅以太子参、山药健脾；患者舌边尖红，有热象，予黄芩清热；白芍敛阴柔肝、养血；舌暗红，予紫苏梗理气解郁；又加鸡内金加强健脾之效。后胃纳欠佳，脾胃功能受损，痰湿碍于脾胃气机升降，胃失和降以致出现妊娠恶阻；妊娠期治病应与安胎并举，方以二陈汤为底加减，辅以续断片、桑寄生补肾，白术健脾，火炭母清热。诸药共奏补肾健脾、燥湿化痰之功，以恢复脾胃气机，减轻妊娠期反应，使母平胎安。

【病案三】

姓名：陈某。年龄：29岁。婚育史：已婚，孕2产1流产1。

初诊时间：2024年7月14日。

主诉：剖宫产后反复阴道出血47天，发现宫腔占位4天。

现病史：患者于2024年5月28日行剖宫产手术，产后未哺乳，产后反复不规则阴道出血，量不多，腰酸轻，纳呆，眠差，舌暗红，苔白，脉弦细。7月10日外院妇科彩超提示宫腔混合声像（血块？）。

既往史：2021年6月行人流术，同年8月行宫腔镜检查+宫颈粘连松解术。

诊断：

（1）中医：产后恶露不绝（肝肾阴虚血瘀证）。

（2）西医：宫腔占位（组织物残留？）。

处方：

（1）（先服）活血化瘀，佐益气养阴：丹参10g，赤芍10g，桃仁10g，茜草15g，海螵蛸15g，太子参30g，续断片15g，三七粉3g（冲服），炙甘草5g，马齿苋15g，麸炒枳壳10g。4剂。

（2）（后服）养阴清热，佐化瘀止血：太子参30g，墨旱莲30g，酒女贞子15g，侧柏叶15g，牡蛎20g（先煎），岗稔根30g，地稔根30g，马齿苋20g，蒲黄10g，炙甘草6g，地榆20g。3剂。

二诊：2024年7月21日。现有少量淡红色血性分泌物，腹泻，体倦神疲，短气，纳差好转，小便黄，大便软，每日1~2次，舌暗红，尖红为主，脉沉细。

治法：益气养阴，安冲止血。

处方：太子参30g，墨旱莲30g，酒女贞子15g，侧柏叶15g，牡蛎20g（先煎），岗稔根30g，地稔根30g，马齿苋20g，炙甘草6g，地榆20g，火炭母30g，叶下珠30g。7剂。

三诊：2024年7月28日。现仍见少许阴道出血，垫护垫即可。舌暗红，苔白，脉弦细。

辅助检查：7月28日妇科彩超示宫腔内异常回声，约9mm×5mm（组织残留？）。血人绒毛膜促性腺激素阴性。

治法：活血化瘀，消症散结。

处方：丹参10g，赤芍10g，桃仁10g，茜草15g，炙甘草5g，醋莪术10g，麸炒枳壳10g，干益母草30g，三七8g，蒲黄10g（包煎），五指毛桃30g。7剂。

四诊：2024年8月4日。纳一般，睡眠欠佳，大便不成形，近2日大便解3次左右，小便平。血性恶露已净3天，现见黄色阴道排液。舌暗红，苔微黄，脉弦细。

治法：益气养阴，兼清热祛湿。

处方：太子参30g，墨旱莲30g，酒女贞子15g，侧柏叶15g，牡蛎20g（先煎），岗稔根30g，地稔根30g，马齿苋20g，炙甘草6g，茯苓15g，火炭母30g，炒酸枣仁15g。7剂。

五诊：2024年8月11日。现纳一般，睡眠有所改善，大便偏软，每日1~2次，近2日未解大便，小便平，无血性分泌物，偶有淡黄色阴道排液，无异味，舌暗红，苔薄黄，脉弦细。

治法：活血化瘀，佐以益气。

处方：丹参10g，赤芍10g，燀桃仁10g，茜草15g，海螵蛸15g，太子参30g，黄芪20g，续断片15g，炙甘草5g，五指毛桃30g，麸炒枳壳10g。7剂。

六诊：2024年8月18日。末次月经：8月12日至今，量中，色鲜红，血块

(+),痛经(-),乳胀(-),腰胀(+)。现无头晕,纳可,睡眠改善,大便偏软,每日1次。舌质淡红,苔薄白,脉弦细。

治法:益气养阴,安冲止血。

处方:太子参30g,墨旱莲30g,酒女贞子15g,侧柏叶15g,牡蛎20g(先煎),岗稔根30g,地稔根30g,马齿苋20g,炙甘草6g,地榆20g,首乌藤15g,麦芽30g。7剂。

七诊:2024年8月25日。拟复查妇科彩超。末次月经:8月12日—8月19日,量中,色鲜红,血块(+),腰酸(+),痛经(-)。现血止1周,大便偏软,偶有肢浮,无头晕,偶有右侧头痛,纳眠一般,小便调。舌暗红,苔薄白,脉弦细。

治法:益气养血,佐以活血化瘀。

处方:茜草15g,海螵蛸15g,太子参30g,岗稔根30g,黄芪20g,续断片15g,地稔根20g,三七粉3g(冲服),炙甘草5g,制何首乌10g,金樱子肉15g。7剂。

八诊:2024年9月1日。病史同前,现血止2周,无不适。纳眠可,二便调。舌稍暗,苔白,脉弦细。

处理:行妇科彩超,内膜厚7mm,子宫及双附件区未见异常。

治法:疏肝益肾调冲。

处方:当归10g,北柴胡10g,山药20g,茯苓20g,醋香附10g,炙甘草5g,赤芍10g,鸡血藤15g,五指毛桃30g,牛膝10g,续断片15g。7剂。

按:《景岳全书》认为:"产后气血俱去,诚多虚证,然有虚者,有不虚者,有全实者。凡此三者,但当随证随人,辨其虚实,以常法治疗,不得执有成心,概行大补以致助邪。"故应辨证施治。然产后又多虚多瘀,用药也颇有讲究,虽"虚则补之,实则泻之",但结合产后的特点,应补而不滞,以免助邪。"补""通"并用。

本案患者剖宫产后47天,仍反复有阴道出血,结合B超检查,明确诊断为产后恶露不绝(组织物残留?)。出血日久伤津耗气,气虚无力行血,故易瘀滞胞宫,损伤冲任,瘀血蕴久化热,形成内热之象。根据临床表现,结合舌脉,辨证为肝肾阴虚血瘀证。

魏师在治疗的过程中,联合运用活血化瘀法和益气养阴法促进瘀血排出,最终阴道出血干净,复查B超提示宫腔占位消失。魏师指出,活血化瘀法在产后恶露不绝的治疗中发挥着重要作用，尤其是当胎盘组织物残留时。该方法通过活血行气、化瘀止血，帮助促进子宫收缩，清除残留物。治疗中，常采用宫外孕Ⅰ号方（丹参、赤芍、桃仁）联合茜草、海螵蛸活血化瘀，同时予墨旱莲、女贞子、五指毛桃、太子参、续断、山药等益气健脾补肾，马齿苋、火炭母等清热，佐以当归养血，使祛邪不伤正，用药做到了“勿拘于产后，亦勿忘于产后”。

第四章

经　验　方

第一节　月　经　病

魏师调经首重周期疗法，调经三方按照月经各期阴阳气血变化规律，经前至经期（经前3~5天至经行第4天）服用疏肝理气、活血通经的调经一号方（注意对于本周期没有生育要求的患者可选用）；卵泡期（月经第5~11天）服用益肾扶脾、滋养冲任的调经二号方；排卵前至黄体期（月经第12~23天）服用补肾健脾、温养冲任的调经三号方（本周期有生育要求者可一直服用至下次月经来潮或确认妊娠）。针对周期紊乱中的月经先期，辨证选用先期一方，月经后期或闭经选用迟闭三方，月经先后无定期选用经乱方。针对月经过多、经期延长、崩漏，辨证选用止血三方。针对痛经，辨证选用痛经四方。针对经前乳胀，选用经前乳胀方。针对绝经前后诸证，辨证选用更年康三方。魏师强调按照病机选方的调经思路更简洁易记，更具临床可操作性。

（一）调经一号方

1. 功效　疏肝理气，活血通经。

2. 适应证　月经失调、不孕症，证属肝郁（肾虚）者。中药人工周期的经前用方（可从经前3~5天至经行第4天）。

3. 组方　当归15g、赤芍10g、柴胡10g、枳壳10g、五指毛桃30g、川芎5g、鸡血藤30g、茺蔚子10g、怀牛膝15g、桔梗10g、生地黄15g、甘草6g。

4. 按语　本方用药时机为月经周期阴阳变化的重阳转阴阶段，此期宜通宜行，所谓旧血不去，新血不生，故方中重用四物汤加减为君药，行气活血通经，旨在使经血畅行，推陈出新；予鸡血藤补血活血，而无滋腻碍脾之弊；当归、茺蔚子并用养血疏肝，活血调经；以赤芍易白芍，散而不敛以行瘀滞；柴胡与枳壳同用，一升一降，升降有序，疏肝理气，使气行则血行；桔梗开提肺气偏于上行，配伍牛膝引血下行，一上一下，气血通达。方用茺蔚子系益母草籽也，清代张志聪《本草崇原》言："茺蔚子明目益精而补肾，复除水气以健脾，故有茺蔚之名"。五指毛桃又称南芪、广东人参，为岭南道地药材，国医大师邓铁涛曾言其"益气不伤阴，补而不燥，药食同源，为补虚之佳品"，与牛膝并用，有补脾肾、益精气兼通络之功。本方用药配伍体现"通因通用"之法，行血而不破血，活血而不伤正。

（二）调经二号方

1. 功效　益肾扶脾，滋养冲任。

2. 适应证　月经失调、不孕症，证属脾肾两虚肝郁者。中药人工周期的卵泡期用方（大致相当于月经第5~11天）。

3. 组方　桑寄生15g、女贞子15g、山茱萸15g、菟丝子25g、党参15g、山药20g、白术15g、岗稔根30g、陈皮8g、鸡内金12g、炙甘草6g。

4. 按语　此期阴血相对偏虚，肾气封藏，宜蓄养精血。如《妇人规·经脉类·经不调》言："调经之要，贵在补脾胃以资血之源，养肾气以安血之室，知斯二者，则尽善矣。"本方以党参、白术、山药健脾益气；桑寄生、女贞子、菟丝子、山茱萸并用，补肝肾而益精血，张锡纯云："萸肉救脱之功，较参、芪、术更胜"；岗稔根归肝脾经，健脾益气养血；配伍陈皮、鸡内金理气健脾，补虚消滞；炙甘草调和诸药。全方先后天并重，配伍理气药健运中焦气机，使补而不滞，冲任得滋，气血生化有源。

（三）调经三号方

1. 功效　补肾健脾，温养冲任。

2. 适应证　月经失调、不孕症，证属脾肾两虚肝郁者。中药人工周期的排卵前至黄体期用（大致相当于月经第12~23天）。

3. 组方　菟丝子30g、党参15g、桑寄生15g、白术15g、炙甘草6g、枸杞子15g、淫羊藿10g、郁金15g、肉苁蓉15g、续断15g。

4. 按语　魏师设此方以肝脾肾三脏为切入点，重在温养，多于排卵前至黄体期用药，该阶段阴充阳长，阴阳转化，故治以滋养精血、益气健脾，充养先后天，同时温肾助阳、行气活血以助卵排出，为下次月经或胎孕奠基。以菟丝子、桑寄生、枸杞子滋补肝肾，党参、白术、甘草健脾，取"四君"之意，力求先后天并补；加入淫羊藿、肉苁蓉、续断补肾壮阳，促阴化阳，温养冲任，暖宫助孕；“女子以血为先天”，肝为藏血之脏，与冲任血海密切相关，“有生发长养之机”，故加入郁金一味，通利肝脉，疏导肝气，性凉以制药物温补之偏性，诸药并用，温中阳，填肾精，任通冲盛，促卵助排，故经调子种。

（四）月经先期一号方

1. 功效　健脾益肾，固冲调经。

2. 适应证　月经先期等，证属脾肾气虚者。

3. 组方　党参20g、白术15g、山药15g、何首乌20g、菟丝子20g、续断15g、白芍15g、黄芪20g、炙甘草6g。

4. 按语　本方证系脾肾不足，固摄封藏失司，冲任不调所致。对于月经类病属虚证者，除补益后天气血外，亦不可忘滋养先天。本方以黄芪、党参、白术、炙甘草健脾益气，菟丝子、续断补益肝肾，何首乌、白芍养肝阴，益精血，诸药合用，实为肝脾肾同治、精气血同调之良方。

（五）月经先期二号方

1. 功效　养阴清热，安冲调经。

2. 适应证　月经先期等，证属阴虚血热者。

3. 组方　地骨皮15g、玄参15g、麦冬15g、生地黄15g、山药15g、白芍15g、甘草6g、女贞子15g、墨旱莲20g、太子参30g。

4. 按语　本方脱胎于傅青主之经典方剂两地汤，去滋腻之阿胶，易以太子参、二至丸，益气养阴，方中女贞子，性甘苦而凉，善能滋补肝肾之阴；墨旱莲性甘酸而寒，补养肝肾之阴，又凉血止血。傅青主言：“治之法不必泻火，只专补水，水既足则火自消矣”，全方诸药并用，性平而清火，补阴而不滞，滋润而不腻，阴液充，虚火降，而经自调。

（六）迟闭一号方

1. 功效　滋肾健脾，通调冲任。

2. 适应证　月经后期、闭经、月经过少等，证属脾肾两虚者。

3. 组方　党参20g、山药30g、菟丝子20g、续断15g、桑寄生15g、当归12g、川芎6g、枸杞子15g、香附10g、炙甘草6g。

4. 按语　月经迟闭，病因总不离虚实二字。虚者由于冲任亏败，源断其流，故见月经迟闭不行。本方以“先后天共补”为思路，脾肾气血同补，理气活血并用，以党参、山药健脾益气，使气血生化，血海充盈，源泉不竭，以菟丝子、续断、桑寄生、枸杞子补肾填精，补养肝肾，川芎、当归、香附理气补血活血，祛瘀生新，补中有通，补而不滞，如此冲任之脉充而畅，经血复来。

（七）迟闭二号方

1. 功效 理气消滞，活血通经。

2. 适应证 月经后期、闭经等，证属气滞血瘀者。

3. 组方 柴胡 12g、枳壳 12g、当归 12g、川芎 6g、香附 10g、青皮 10g、山楂 15g、桃仁 10g、鸡血藤 30g、茺蔚子 15g、牛膝 15g。

4. 按语 本方沿用王清任逐瘀汤类方思路，以柴胡、枳壳、香附、青皮、山楂行气消滞，气行则血行，气顺则血通；以桃仁、茺蔚子活血化瘀；当归、川芎、鸡血藤养血活血调经；柴胡疏肝解郁而升清，青皮、枳壳理气而降浊，牛膝引血下行，川芎通达上下、条达气机。全方攻补兼施，推陈出新，使瘀血去而新血生，故能通经。

（八）迟闭三号方

1. 功效 燥湿化痰，活血通经。

2. 适应证 月经后期、闭经等，证属痰湿瘀阻者。

3. 组方 苍术 10g、川厚朴 10g、香附 10g、法半夏 10g、茯苓 30g、牛膝 15g、胆南星 10g、鸡血藤 30g、当归 10g、川芎 10g、蚕沙 15g。

4. 按语 《沈氏女科辑要笺正》云："肥人多湿多痰，阻其脉络，气血为之不利，因而月事愆期者，固是理之所恒有，治宜理湿化痰。"本方为苍附导痰丸加味，以苍术为君药，辛香苦温，入中焦能燥湿健脾，使湿去则脾运有权，脾健则湿邪得化。以厚朴、法半夏、茯苓、南星为臣，助君药健脾祛湿，以治生痰之源。妙在蚕沙一味，味辛甘，性微温，入肝、脾、胃经，功效为祛风除湿，活血定痛，化浊升清，《儒门事亲》有方用蚕沙四两，炒黄，入酒煮沸，澄去砂，每服一盏，以治月经久闭，临床用治实证闭经，多有奏效。盖以蚕沙升清，香附导气下行，鸡血藤、当归、川芎走血分，加强行血之力，通调胞脉，诸药参合，升降协调，脾得健运，痰湿自消，经血得下。

（九）乱经方

1. 功效 补肾疏肝，健脾调冲。

2. 适应证 月经先后无定期之肝郁脾肾两虚证。

3. 组方 当归 10g、白芍 15g、熟地黄 15g、柴胡 10g、山药 20g、茯苓 20g、菟丝子 20g、香附 10g、炙甘草 6g、续断 15g。

4. 按语　“乱经”,又称“月经先后无定期”“经水先后无定期”“月经愆期”等,以冲任气血不调,血海蓄溢失常为主要病机,治以调理冲任气血为原则,本方效定经汤立法,意肝、脾、肾三经同治。以柴胡、当归、白芍、香附理气活血,调肝也;《药性论》云:“止月水不定,补肾气”,是以菟丝子、熟地黄、续断滋肾填精,补肾也;山药、茯苓一补一利,健脾也;甘草调和诸药。全方重在疏肝郁以解肾郁,滋肾阴以养肝血,疏肝气以健脾胃,如此脾气旺、肝肾气舒,气血调和,冲任相资,血海蓄溢正常,则月信有时。

（十）止血一方

1. 功效　益气固冲,佐化瘀止血。

2. 适应证　月经过多、经期延长、崩漏等,属气虚兼血瘀证者。

3. 组方　党参 20g、黄芪 15g、白术 15g、赤石脂 15g、岗稔根 30g、续断 15g、煅牡蛎 30g、阿胶 12g（烊服）、三七末 3g、益母草 25g、炙甘草 8g。

4. 按语　本证系脾气亏虚,冲任不固,经血失约所致。正所谓“有形之血不能速生,无形之气所当急固”,故治当益气固冲止血以立法。本方重用党参、黄芪、白术大补脾胃中气,一取补气以促血生,二则健脾以摄血崩,续断补益肝肾又收涩止血,三七、益母草化瘀止血,阿胶养血扶正,配伍大队收涩止血而不留瘀的药物如赤石脂、岗稔根、牡蛎等,诸药并用,补气摄血以塞流澄源,补肾养血以安冲复旧,标本兼治,配伍严谨。

（十一）止血二方

1. 功效　滋肾养肝,凉血止血。

2. 适应证　月经过多、经期延长、崩漏等,属肝肾阴亏血热者。

3. 组方　墨旱莲 30g、女贞子 15g、太子参 30g、侧柏叶 15g、牡蛎 30g、岗稔根 30g、地稔根 30g、阿胶 12g（烊服）、地榆 20g、马齿苋 20g、蒲黄 10g、炙甘草 6g。

4. 按语　本方证系肝肾阴亏,虚火内炽,热伏冲任,迫血妄行所致。“阴虚阳搏谓之崩”。本方以二至丸合二稔汤为底方加减,方中墨旱莲、女贞子滋肾养肝、凉血止血,与太子参、阿胶并用,寓傅青主“补阴之中行止崩之法”,既滋阴养血以补亏耗,又补肾塞流以止血崩。岗稔根、地稔根为岭南草药,二者味甘涩,性平,岗稔根长于健脾固涩止血,地稔根擅于滋肾养血止血,两药并用,有滋肾健脾、益气摄血之功,侧柏叶、地榆、马齿苋、蒲黄、牡蛎并用,凉血化瘀止血,使血海安宁。本方诸药配伍,既能滋养肝肾,清降虚火,又能固崩止血,复旧生血，正切唐容川治血之“止血、消瘀、宁血、补血”基本大法，临证每多取效。

（十二）止血三方

1. 功效　活血化瘀，佐以益气。

2. 适应证　月经过多、经期延长、崩漏等，属血瘀证者。

3. 组方

（1）经行1~4天：丹参15g、赤芍15g、桃仁10g、枳壳15g、茜草15g、海螵蛸15g、五指毛桃30g、益母草30g、续断15g、三七片8g、炙甘草8g。

（2）经行第5天开始：上方去丹参、赤芍、桃仁、三七片，加岗稔根30g、地稔根20g，党参20g，三七末3g。

4. 按语　本系列方，治月经过多或出血日久，瘀血内停，血不归经者。如《景岳全书·妇人规》所言，崩漏一病“先损脾胃，次及冲任”“穷必及肾”。临证注意清虚热而安血室，益脾肾而资血生。魏师设止血三方分两阶段用药，经行1~4天当以通为用，然单用活血化瘀之品，恐动血不止，损伤正气，难以取效，故取性寒之丹参、赤芍、桃仁（宫外孕Ⅰ号方），功专活血化瘀，祛瘀生新；配伍海螵蛸与茜草（四乌贼骨一芦茹丸，又称海茜汤），李时珍称其可治“血枯、血瘕、经闭、崩带”等“厥阴本病”，二药并用，收敛止血，而不留瘀，加入五指毛桃、三七、益母草益气健脾、化瘀止血，配伍续断，取其补肾止崩，善治“崩中漏血”（《名医别录》）。经行第5天后，瘀随经去，新血复生，故当治病求本，于前方去活血之品，加对药岗稔根与地稔根取二稔汤之意，健脾滋肾止血，党参健脾益气。诸药合用，分阶段用药，动静结合，化瘀而不伤正，止血而不留瘀。

（十三）痛经一方

1. 功效　理气活血，逐瘀止痛。

2. 适应证　经行腹痛、附件炎、盆腔炎等，证属气滞血瘀者。

3. 组方　麦冬15g、红花10g、当归15g、川芎5g、白芍20g、炙甘草6g、没药10g、延胡索10g、枳壳15g、益母草30g、救必应15g、黑老虎15g。

4. 按语　本方以佛手散合芍药甘草汤为底方，与红花、益母草合用，加强活血化瘀之效，枳壳理气行滞，延胡索、没药、救必应、黑老虎行气活血、化瘀止痛，方用麦冬效仲景温经汤之义，以麦冬甘寒滋润，滋阴养营，防当归、川芎之品燥烈伤阴，全方理气活血，逐瘀止痛，气顺血调而疼痛自止。

（十四）痛经二方

1. 功效　益气固冲，化瘀止痛。

2. 适应证　痛经、月经量多等，证属气虚血瘀者。

3. 组方　丹参 15g、赤芍 15g、白芍 15g、桃仁 10g、茜草 15g、海螵蛸 15g、蒲黄 10g、三七末 3g、益母草 30g、五指毛桃 30g、续断 15g、炙甘草 6g。

4. 按语　本方为瘀血阻滞胞宫所致痛经伴经量增多所设。方中五指毛桃补脾肺之气，续断补肝肾之精。《本草正义》云："补血，益肝脾真阴，而收摄脾气之散乱，肝气之恣横，则白芍也；逐血导瘀、破积泄降，则赤芍也。"白芍苦酸微寒，养血和营，柔肝止痛。赤芍苦而微寒，清热活血，祛瘀止痛，二芍配伍桃仁、蒲黄、三七，散敛并用，补泻结合，敛阴止血而无邪留之弊，化瘀止痛而无伤阴之虞，诸药并用，共奏益气固冲，化瘀止痛之功。

（十五）痛经三方

1. 功效　清热除湿，化瘀止痛。

2. 适应证　痛经、盆腔炎等，证属湿热瘀阻者。

3. 组方　干生地黄 20g、白芍 15g、救必应 15g、甘草 6g、延胡索 10g、川楝子 15g、马齿苋 20g、麦冬 15g、败酱草 30g、土茯苓 30g、怀牛膝 15g。

4. 按语　本方以马齿苋、败酱草、土茯苓清热解毒，化瘀消积，现代药理研究表明，清热解毒中药具有消炎镇痛的功效，救必应具有舒缓平滑肌的作用，牛膝可扩张宫颈，使经血外排。延胡索主入血分，为血中气药，与川楝子合为金铃子散，配伍白芍、救必应疏肝行气，活血化瘀定痛，配伍怀牛膝补气护腰、引血下行，气行瘀去，湿热之邪自无留滞之所。另以生地黄、麦冬滋阴凉血，白芍配甘草缓急止痛。诸药合用，既清热解毒，又利湿活血，使湿邪能化，血热得除，瘀滞能散，湿去热清，瘀化痛止。

（十六）痛经四方

1. 功效　温经散寒，祛瘀止痛。

2. 适应证　痛经、盆腔炎等，证属寒凝血瘀者。

3. 组方　小茴香 5g、当归 10g、川芎 10g、白芍 15g、炙甘草 6g、没药 10g、延胡索 10g、艾叶 10g、五灵脂 10g、蒲黄 10g、麦冬 15g。

4. 按语　血得寒则凝，本方用小茴香、艾叶温经散寒，畅通血道；当归养肝活血，川芎活血祛瘀；白芍配甘草取芍药甘草汤之意，缓急止痛；失笑散之蒲黄、五灵脂化瘀，合用没药，《珍珠囊》言其"定诸经之痛"，活血化瘀，止痛力增；延胡索辛散温通，行血中气滞、气中血滞，故专治一身上下诸痛。本方（以及其他证型的痛经）干预治疗的最佳时机为经前3~7天开始至经期3~4天，“血得温而行”，经前用药，因势利导，寒散血行，胞宫气血通畅，自无痛经之虞，月信有时，更有种子之效。

（十七）经行乳胀方

1. 功效　疏肝行气，消癖止痛。

2. 适应证　经前乳胀等证，属肝郁气滞者。

3. 组方　柴胡15g、当归10g、枳壳15g、赤芍15g、青皮10g、橘核15g、连翘20g、地龙15g、川楝子15g、救必应15g、甘草6g。

4. 按语　本方证系肝气郁结，久郁化火，气血不畅，经脉壅滞，乳络失畅所致。《妇科玉尺》云：“妇人平日水养木，血养肝，未孕为月水……皆血也。今邪逐血并归于肝经，聚于膻中结于乳下，故手触之则痛。”该方用药皆归肝经，魏师设此方立法重“疏肝”“柔肝”“清肝”。方中以中量柴胡、青皮、橘核并用疏肝解郁，行气散结，活血消癖，是为君药；当归、赤芍养血活血，祛瘀消肿，柔肝养阴，以防理气药耗散气阴之弊，为臣药；佐以乳痈要药连翘，配伍救必应、川楝子清热散结，消肿止痛，《医学衷中参西录》更言：“川楝子善引肝气下达，又能折其反动之力”，三者并用清热平肝；地龙性咸寒，入肝经，活血通络，可引诸药入经。诸药合用，肝郁得舒，肝柔血润，肝热得清，补肝体和肝用，肝脉乳络得畅而痛自止。

（十八）更年康一方

1. 功效　滋阴益肾，清心安神。

2. 适应证　绝经前后诸证等，证属心肾阴虚者。

3. 组方　山茱萸15g、熟地黄15g、山药30g、太子参30g、麦冬15g、白芍15g、百合15g、鸡血藤30g、首乌藤20g、郁金15g、珍珠母30g。

4. 按语　本方证系肝肾阴亏，心阳偏亢，心肾不交所致，方以六味地黄丸之三补滋养肝肾，养血填精，白芍、鸡血藤养血和营，柔肝缓急，珍珠母质重、主沉降，与首乌藤相配伍，育阴潜阳，镇逆安神；以麦冬、百合归心经，合太子参滋阴清热，合郁金清心安神，又有活血化瘀之功，本方诸药并用，补肾水，降心火，泻南补北，交通心肾，气血平顺则神志自安。本方用治更年期失眠、心悸、潮热汗出、头晕等症，收效良好。

（十九）更年康二方

1. 功效　温补肾阳，益气健脾。

2. 适应证　绝经前后诸证等，证属脾肾两虚者。

3. 组方　菟丝子 20g、续断 15g、补骨脂 15g、鹿角霜 15g、党参 15g、白术 15g、山药 20g、鸡血藤 30g、法半夏 10g、鸡内金 10g、陈皮 10g、炙甘草 6g。

4. 按语　本方证系年老精亏，命门火衰，脾失温煦所致。鹿角霜是梅花鹿或马鹿等的角熬制鹿角胶后剩余的骨渣，《宝庆本草折衷》言其“治亡血盗汗，遗沥失精，小便滑数，妇人宫脏冷，带下无子，秘精坚髓补虚”。本方用鹿角霜温肾益精，补益冲任，配伍补骨脂补肾壮阳暖脾，《玉楸药解》言其“温暖水土，消化饮食，升达脾胃，收敛滑泄、遗精、带下、溺多、便滑诸证”。配伍菟丝子、续断滋补肝肾，山药健脾补肾，党参、白术补气健脾，和中养胃，全方在补益的同时，注意气血调畅，以法半夏、陈皮理气降逆，鸡内金消积导滞，鸡血藤养血活血，使全方补而不壅，滋而不腻，静中寓动，补中有行，本方偏温燥，易伤阴助火，故阴虚内热及大便秘结者忌服。

（二十）更年康三方

1. 功效　阴阳双补。

2. 适应证　绝经前后诸证等，证属肾阴阳俱虚者。

3. 组方　仙茅 5g、淫羊藿 10g、巴戟天 10g、菟丝子 30g、当归 10g、党参 15g、黄柏 5g、知母 10g、牡蛎 30g、女贞子 15g、炙甘草 6g。

4. 按语　本方寒热并用，补泻并施，方中以二仙、巴戟天温补肾阳，二至补肾滋阴，菟丝子平补气阴，牡蛎坚阴固精，党参、炙甘草健脾益气，以知母、黄柏养阴清热坚阴，当归养阴血以润燥，如此，肾阴阳平调，相火得泻，冲任得和。现代药理研究亦表明，二仙汤中寒温两类药物，均有提高性功能的作用。临床可用该方治疗阴阳失调、阴阳两虚的多种疾病。

第二节　带　下　病

魏师临床所见的带下病患者多为反复阴道炎及慢性盆腔炎所致的带下量多的患者。带下量多，常见脾虚湿盛和湿热下注证型，分别选用止带一、二方。慢性盆腔炎则辨证选用盆炎三方。

（一）止带一方

1. 功效　健脾益气，升阳除湿。

2. 适应证　带下量多，色质异常等，证属脾虚湿盛者。

3. 组方　党参 20g、白术 15g、土茯苓 30g、柴胡 10g、白芍 15g、车前子 10g、荆芥 10g、莲须 10g、芡实 30g、续断 15g、炙甘草 6g。

4. 按语　《妇人规》云："白带出于胞宫，精之余也"，本方脱胎于傅青主完带汤，加入莲须、芡实补益脾肾，收涩止带，续断肝肾同补。方中党参、白术、甘草健脾益气，燥湿利水以去下焦湿浊；柴胡、白芍疏肝行气解郁，助脾气升举；土茯苓、车前子利水除湿；黑荆芥入血分，升阳止带，祛风胜湿。全方扶正与祛邪兼顾，补中有疏，补而兼涩，肝、脾、肾三脏同治，有健脾益气、疏肝固肾、调理气机、疏通水道、升阳除湿之功。

（二）止带二方

1. 功效　清热除湿止带。

2. 适应证　带下量多，色质异常等，证属湿热下注者。

3. 组方　山药 30g、芡实 30g、黄柏 10g、车前子 10g、白果 15g、败酱草 30g、土茯苓 30g、鸡冠花 10g、柴胡 10g、续断 15g、五指毛桃 30g。

4. 按语　本方由傅青主易黄汤加减而成。"盖山药、芡实专补任脉之虚，又能利水，加白果引入任脉之宫，更为便捷，所以奏功之速也。至于用黄柏，清肾中之火也。肾与任脉相通以相济，解肾中之火，即解任脉之热矣"，魏师针对岭南地区多湿多热的特点，加入道地药材土茯苓、鸡冠花增强祛湿之力，败酱草、车前子清热利水，使热去湿孤；柴胡疏肝行气，气行则水行；五指毛桃配伍山药、芡实健脾，脾健则自能运湿；续断补益肾气，肾气足，则水液得固矣。本方用治湿热带下之湿重于热证。

（三）盆炎一方

1. 功效　清利湿热，活血止痛。

2. 适应证　盆腔炎等，证属湿热瘀阻者。

3. 组方　忍冬藤 30g、白花蛇舌草 30g、败酱草 30g、土茯苓 30g、柴胡 15g、牡丹皮 15g、连翘 20g、川楝子 15g、救必应 15g、两面针 10g、甘草 6g。

4. 按语　本方重用清热解毒利湿类药物直切病机，其中忍冬藤、连翘配伍，善治内外痈毒，为疮家要药，败酱草"集清降散一身，治腹痛、带下、肠痈要药"，与白花蛇舌草、土茯苓相须为用，可加强清热解毒、消痈排脓、利湿止痛之功。岭南道地药材救必应、两面针为魏师常用止痛对药，两面针即入地金牛，救必应味苦性寒，二者常并用于湿热型疼痛诸疾，有清热解毒、散结止痛之效。肝经“循阴股，入毛中，过阴器，抵小腹”，故取柴胡其性升疏，川楝子苦寒降泄，二者同入肝经，疏肝泄热，行气止痛。牡丹皮活血化瘀，清热凉血。诸药并用，湿热除，血脉通，则带止痛消。

（四）盆炎二方

1. 功效　活血化瘀，通络止痛。

2. 适应证　盆腔炎等，证属气滞血瘀者。

3. 组方　茜草 15g、海螵蛸 15g、丹参 15g、赤芍 15g、桃仁 10g、没药 10g、延胡索 10g、土茯苓 30g、鸡血藤 30g、甘草 6g。

4. 按语　本方主治证属气滞血瘀型盆腔炎，所谓逐瘀者必先活血，活血者必先调气，本方以丹参、赤芍、桃仁、鸡血藤活血通络，海茜汤化瘀止血，延胡索、没药活血行气止痛，本病多夹湿夹热，故加入土茯苓清利湿热，全方气血并调，诸药共奏理气活血，化瘀止痛之功。

（五）盆炎三方

1. 功效　散寒活血止痛。

2. 适应证　慢性盆腔炎等，证属寒凝血瘀者。

3. 组方　小茴香 5g、郁金 15g、丹参 15g、鸡血藤 30g、五指毛桃 30g、黑老虎 15g、透骨消 15g、怀牛膝 15g、炙甘草 6g。

4. 按语　本方治证属寒湿之邪凝滞，客于冲任、胞中，与血搏结，瘀阻经脉者。方中重用小茴香，《本草汇言》云：“茴香，温中快气之药”，加入黑老虎、透骨消增强散寒活血、行气止痛之力，黑老虎始载于《岭南采药录》：“黑老虎，蔓生，根有香气。连州、英德、清远出产。妇女经期前后肚痛，酒煎饮之，水煎亦可。”透骨消辛散温通，入肝经血分，三者相须为用，取其辛温善走，温下焦之寒，活血行气止痛之功，另以丹参、郁金、鸡血藤活血化瘀。慢性盆腔炎多致脾肾亏虚，故以五指毛桃补气健脾，怀牛膝补肾活血，兼为使药，因势利导，引诸药下行。诸药寒温并用，血行瘀化，寒散经温则痛自止。

第三节　妊　娠　病

中医妇科门诊最常见的妊娠病是先兆流产，中医诊断为胎动不安、胎漏，可辨证选用安胎二方。妊娠恶阻可辨证选用恶阻二方。妊娠小便淋痛多见湿热内阻者，可选用子淋方。

（一）安胎一方

1. 功效　健脾益气，固肾安胎。

2. 适应证　胎动不安、胎漏等，证属脾肾两虚者。

3. 组方　桑寄生15g、菟丝子25g、续断15g、阿胶12g（烊服）、党参20g、白术15g、山药20g、白芍15g、砂仁5g（后下）、炙甘草6g。

4. 按语　傅青主言："正所以固胞胎之气与血，脾肾可不均补乎"，胎之所成，有赖于肾精，又赖脾肾系胎、载胎。本方用药脾肾兼顾，用寿胎丸为底方补肾填精，以夯先天基础，又以党参、白术、山药健脾益气，以补后天之源，山药、白芍滋阴养血，又以砂仁理气安胎，和胃止呕，使补而不滞，滋而不腻，因其性燥走窜，故少量与之。

（二）安胎二方

1. 功效　养阴清热，固肾安胎。

2. 适应证　胎动不安、胎漏等，证属阴虚血热者。

3. 组方　桑寄生15g、菟丝子25g、续断15g、阿胶15g（烊服）、太子参30g、黄芩10g、墨旱莲20g、女贞子15g、山药20g、白芍15g、砂仁6g（后下）、炙甘草6g。

4. 按语　本方治证系肾阴不足，虚火内生，热扰冲任，胎元受损所致，方以寿胎丸为底方固肾安胎，加入二至丸滋养肾水，有"壮水之主以制阳光"之意，配伍黄芩清热安胎，降泄虚火，配伍白芍敛阴止血；取太子参、白芍、山药补养气血，而避当归、黄芪等温燥之品，意在敛肝脾之阴，而无伤阴之虞；砂仁醒脾和胃，甘草调和诸药。诸药合用，滋水制火，降泄虚热，又有益气安胎之效，冲任固，气血充，虚火去而胎自安。

（三）恶阻一方

1. 功效　健胃和中，降逆止呕。

2. 适应证　妊娠恶阻证属脾胃气虚者。

3. 组方　茯苓 30g、法半夏 10g、生姜 15g、柿蒂 20g、党参 15g、白术 15g、砂仁 5g（后下）、紫苏梗 10g、续断 15g、桑寄生 15g。

4. 按语　恶阻一、二方均以小半夏加茯苓汤为基础，切中该病的总病机：冲气上逆，胃失和降。生姜乃止呕圣药，必用。方中参、术补气健脾，助气血生化之源，续断、桑寄生补肾填精，冲任脉盛，则胎元得固；半夏、柿蒂降逆止呕；酌加砂仁、紫苏梗以理气降逆，顺气和中安胎。全方补脾肾，固胎元，降逆气，呕吐得止。

（四）恶阻二方

1. 功效　抑肝和胃，降逆止呕。

2. 适应证　妊娠恶阻，证属肝胃不和者。

3. 组方　茯苓 30g、法半夏 10g、生姜 15g、柿蒂 20g、续断 15g、桑寄生 15g、竹茹 15g、紫苏叶 10g、黄连 5g、白芍 15g、乌梅 15g。

4. 按语　本方以小半夏加茯苓汤、苏叶黄连汤合寿胎丸加减，证治肝胃不和、胃热气郁之妊娠恶阻，治疗时尚需先安未病之地，故以续断、桑寄生补肾固精安胎，再以半夏降逆止呕，生姜温胃化饮止呕，加入茯苓甘淡渗湿，使痰饮得化；黄连、竹茹性寒，甘苦并用，可清泻肝胆实热；白芍、乌梅敛肝阴；苏叶、柿蒂升降气机，宽中理气，止呕安胎。本方苦辛并具，寒温并用，使肝木得疏，胃气得和，肾精可固，则呕逆之症消而无损于胎。

（五）子淋方

1. 功效　清利湿热，利尿通淋。

2. 适应证　妊娠小便淋痛等，证属湿热内阻者。

3. 组方　珍珠草 20g、凤尾草 20g、车前草 10g、大腹皮 15g、淡竹叶 15g、通草 10g、侧柏叶 15g、茯苓 30g、续断 15g、桑寄生 15g、甘草 6g。

4. 按语　妊娠期间，尿频、尿急、淋漓涩痛者，称为“妊娠小便淋痛”，亦称“子淋”。本方主治湿热内阻证，治宜清润为主，不宜过于通利，以免损伤胎元。魏师常用珍珠草、凤尾草、车前草（自拟俗称三草汤）治淋证，鲜品疗效更佳，珍珠草味甘、微苦，性凉，归肺、肝经，凤尾草长于清利各种湿热病证，《植物名实图考》记载其“治五淋，止小便痛”，与淡竹叶、通草、侧柏叶、大腹皮并用，利水通淋、凉血清热而止淋痛；续断、桑寄生补肾固胎；茯苓利水渗湿，兼顾健脾扶正。需注意的是，若有舌红苔薄或少等阴亏津伤者，勿利水太过，亦有书载凤尾草孕妇忌用，必予通利者，可稍固肾安胎之品。

第四节　产　后　病

产后病中，产后发热比较常见和棘手，魏师临床辨证选用产后发热三方，每获良效。

（一）产后发热一方

1. 功效　和解少阳。

2. 适应证　产后发热等，属少阳证者。

3. 组方　柴胡 15g、法半夏 10g、党参 15g、黄芩 10g、生姜 15g、大枣 15 枚、神曲 15g、益母草 25g、炙甘草 6g。

4. 按语　魏师不仅善用时方，亦长于应用经方，对于热入血室，或经期、产后感受风邪而见少阳证者，善用小柴胡汤取效。考虑产后多虚多瘀的生理特点，本方以小柴胡汤原方加神曲、益母草而成。神曲性甘辛温，为酵母制品，其甘而不壅，味辛微散，炒焦气香，又善健胃，长于消饮食积滞、健脾和胃，略兼解表，可化产后瘀血。益母草促宫缩，助瘀血排出，临证需注意神曲回乳之功。

（二）产后发热二方

1. 功效　养血补虚，和营退热。

2. 适应证　产后发热等，证属营卫不和者。

3. 组方　桂枝 10g、白芍 10g、生姜 15g、大枣 15g、神曲 15g、炙甘草 6g、柴胡 15g、党参 15g、黄芩 10g、益母草 25g。

4. 按语　产后百脉空虚，腠理不密，卫阳不固，以致风寒之邪，袭表犯肺，营卫不和，因而发热。故本方遵仲景桂枝汤法，以桂枝、白芍调和营卫，配伍柴胡透表之外邪，黄芩清里之热邪；党参、神曲健运中焦，益母草促瘀血排出，避免血热胶结之势。

（三）产后发热三方

1. 功效　益气退热，活血化瘀。

2. 适应证　产后发热等，证属气虚血瘀者。

3. 组方　当归 15g、川芎 5g、炮姜 8g、炙甘草 6g、桃仁 10g、益母草 25g、五指毛桃 30g。

4. 按语　本方证系新产之后，气血骤虚，胞宫阻滞，瘀血停留，气机不畅，枢机不利所致。若大补则碍瘀散，破血又恐伤正，故以生化汤为底方化裁，以当归补血活血，化瘀生新，重用为君药；川芎活血行气；桃仁活血祛瘀为臣药；炮姜色黑，入血，温经通脉，甘草温化和中；另加用五指毛桃、益母草加强益气活血祛瘀之力。诸药合用，使瘀血去，气血平，故热退身和。

第五节　杂　　病

魏师认为，中医疗法在治疗妇科杂病中，越来越体现出不可替代的优势，她在杂病的论治方面也积累了丰富的经验。针对盆腔肿物类疾病（癥瘕积聚），辨证选用消癥四方。子宫脱垂患者，多以脾肾两虚为本，选用阴挺内服方口服；局部分泌物多，多以湿热下注为标，选用阴挺外用方外洗。不孕症、堕胎、滑胎者辨证选用助孕二方。痤疮喜用四妙勇安汤为底，再根据辨证选用消痤二方。内科感冒、咳嗽分别辨证选用感冒二方、咳嗽二方。

（一）消癥一方

1. 功效　活血化瘀，散结消癥。

2. 适应证　癥瘕等，证属气滞血瘀者。

3. 组方　丹参15g、赤芍15g、桃仁10g、莪术10g、橘核15g、荔枝核30g、牡蛎25g、瓜蒌皮15g、土鳖虫5g、炙甘草6g。

4. 按语　魏师治疗癥瘕一病，习以自创消癥方（丹参、赤芍、桃仁、莪术、橘核、荔枝核）为底方，针对气血寒热虚实偏颇，加减化裁用药。方以丹参、赤芍、桃仁组成的宫外孕Ⅰ号方三药相须为用，活血化瘀力强；加入三棱、莪术为宫外孕Ⅱ号方，活血消癥，破气除滞；以橘核、荔枝核相配，橘核沉降，荔枝核辛散，二药专入肝经，直达少腹，有理气散结，散寒止痛之功。魏师认为癥瘕初起，或患者正气尚足，此时用药不应畏首畏尾，须直捣黄龙，速破癥瘕，疏通瘀堵，令血脉通利，气血平和，如此诸症可消。故在消癥一方中加入土鳖虫、牡蛎、瓜蒌皮软坚散结，化痰破癥，土鳖虫又名䗪虫，归肝经，为《金匮要略》大黄䗪虫丸一方的君药，以其润燥濡血、破血逐瘀、消癥散结，其性平和，破而不峻，使“去其干血，而后新血得生”。

（二）消癥二方

1. 功效　益气活血，散结消癥。

2. 适应证　癥瘕等，证属气虚血瘀者。

3. 组方　丹参15g、赤芍15g、桃仁10g、莪术8g、橘核15g、荔枝核30g、三七末3g、黄芪15g、五指毛桃30g、续断15g、炙甘草6g。

4. 按语　本方证系癥瘕日久，耗气伤血，或平素体虚，气不摄血，瘀血不行，郁结胞宫所致。攻则伤正，补恐助邪，故在消癥方的基础上加入三七补虚化瘀，续断补益肝肾，五指毛桃与黄芪并用，健脾补虚以促血行，寓补于通，攻补兼施，使祛瘀而不伤正。

（三）消癥三方

1. 功效　清热利湿，活血消癥。

2. 适应证　癥瘕等，证属湿热瘀结者。

3. 组方　丹参15g、赤芍15g、桃仁10g、莪术10g、橘核15g、荔枝核30g、忍冬藤30g、败酱草20g、土茯苓30g、甘草6g。

4. 按语　本方证系瘀血阻滞日久，郁而化热，湿热瘀互结所致。治疗上仍以活血化瘀为大法，消癥方为底方，配伍忍冬藤、败酱草、土茯苓等利湿清热药物。

（四）消癥四方

1. 功效　温经散寒，活血消癥。

2. 适应证　癥瘕等，证属寒凝血瘀者。

3. 组方　丹参15g、赤芍15g、桃仁10g、莪术10g、橘核15g、荔枝核30g、桂枝10g、茯苓25g、小茴香10g、牡蛎30g、炙甘草6g。

4. 按语　寒邪客于冲任、胞宫、胞脉，血脉凝涩不行，瘀血乃生，积而成块，日久则成癥瘕。针对该病机，魏师在主方活血化瘀的基础上，加用小茴香温经通络，牡蛎潜阳软坚散结，桂枝、茯苓并用，通阳散结，散血脉凝滞，则癥瘕得消矣。

（五）阴挺方

1. 内服方

（1）功效：益气升提，补肾固宫。

（2）适应证：阴挺等，证属脾肾两虚者。

（3）组方：黄芪30g、党参20g、白术15g、柴胡10g、升麻10g、续断15g、金樱子30g、岗稔根30g、炙甘草10g。

（4）按语：阴挺一证，多责于脾肾二脏，方中用黄芪、党参、白术益气固宫，少佐柴胡、升麻升阳举陷，临床上盆底障碍性疾病，如子宫脱垂患者，子宫、阴道壁因长期下陷外露、雌激素水平低下，常破溃出血，故以续断、金樱子、岗稔根归肾经，补肾益精同时固涩止血，甘草调和诸药。临床可加减用于治疗胃下垂、脱肛等脏器脱垂疾病。

2. 外洗方

（1）功效：清热解毒，敛阴止痒。

（2）适应证：阴挺等，证属湿热下注者。

（3）组方：枳壳 100g、马齿苋 50g、蒲公英 50g、地肤子 30g、乌梅 30g、枯矾 10g。

（4）按语：本方为阴挺外洗方，本方妙在重用枳壳一药，其性辛苦酸、微寒，归脾胃经，辛开散而苦降，唐代王冰曾提出“升无所不降，降无所不生”的升降理论，大量枳壳清泄浊热以升清，与乌梅合用酸而养营敛阴。方中另以蒲公英、马齿苋清热解毒，枯矾即白矾、明矾，其性酸涩、寒，《本草蒙筌》云：“禁便泻，塞齿疼，洗脱肛涩肠。敷脓疮收水”，主治疮疡、胃十二指肠溃疡、子宫脱垂、泻痢等。临床常与地肤子配伍，入煎剂外用，燥湿止痒效专。

（六）助孕一方

1. 功效　益气养血，温肾暖胞。

2. 适应证　不孕症、堕胎、滑胎等，证属脾肾亏虚，气血不足者。

3. 组方　党参 15g、白术 15g、山药 20g、当归 10g、白芍 15g、鸡血藤 30g、郁金 15g、菟丝子 20g、杜仲 15g、鹿角霜 15g、甘草 6g。

4. 按语　本方证系脾肾气虚，精血不足，冲任失调，胞脉失养，不能排卵摄精所致，张景岳云：“女子所重在血，血能构精，胎孕乃成”，方以党参、白术益气健脾，山药平补气阴，脾胃振奋则气血生化有源；当归、白芍、鸡血藤相配，开合有度，补中有行，养血和血，补后天气血以资先天精气，佐菟丝子、杜仲温补肝肾以强腰膝，鹿角霜补肾阳以助阳化气，阴阳并补，癸充精溢。久未嗣育者，难免肝气不疏，故以苦寒之郁金入药，既能疏肝活血，行滞助运，又能防气郁化热动血、温燥耗血伤阴之弊，甘草调和诸药。综观全方，阴阳气血并调，肝脾肾同治，补益之际，温胞通脉，解郁疏络，胎孕可成。

（七）助孕二方

1. 功效　疏肝行气，活血通络。

2. 适应证　不孕、输卵管阻塞等，证属气滞血瘀者。

3. 组方　丹参 15g、赤芍 15g、桃仁 10g、柴胡 10g、郁金 15g、路路通 30g、没药 10g、穿山甲 15g（缺）、穿破石 30g、甘草 6g。

4. 按语　本证因内伤七情，肝疏泄失职，气机不利，或房事不洁、数堕胎、腹部手术等致血不归经，瘀血内停，胞脉瘀阻所致。方中丹参、赤芍、桃仁活血化瘀，通行胞脉；肝经环阴器，抵小腹，循行胞宫胞脉，故以柴胡、郁金入肝经，疏肝行气，引诸药至病所，使气行则血行；穿山甲咸而微寒，《本草从新》曰："善窜，专能行散，通经络达病所"，既往常用于通管化瘀消积，值得重视的是，因其物种稀缺，2020 年被列为国家一级保护动物，已从《中国药典》除名。临证可替以甘微苦寒之穿破石，俗称植物界穿山甲，《南宁市药物志》载其"破血通经，治淋浊，去远年淤积、结石"，配伍路路通辛苦性平，可利十二经络。此外，输卵管不通者临床多伴见少腹疼痛，故佐以没药化瘀止痛，《医学衷中参西录》言其"气则淡薄，味则辛而微酸，故善化瘀以理血……为宣通脏腑流通经络之要药。"全方辛开苦降，意在通行气血，化瘀通脉，则易于摄精成孕。

（八）消痤一方

1. 功效　清热解毒，活血化瘀。

2. 适应证　痤疮等，证属热毒瘀阻者。

3. 组方　金银花 15g、当归尾 5g、玄参 20g、甘草 6g、蝉蜕 10g、牛膝 15g、淡竹叶 15g、赤芍 15g、桔梗 10g。

4. 按语　魏师临床治疗痤疮，喜以四妙勇安汤（《验方新编》）为底方，缘其清解热毒又能顾护阴液，现代药理研究证实，该方有抗炎、抗氧化及免疫调节的作用。本方重用金银花、玄参、淡竹叶为君药，既清气分邪热，又解血分热毒，且玄参尚可养阴散结，另以当归、赤芍为臣药养血活血；生用甘草，一助金银花、竹叶之品泻火解毒；二佐当归、玄参养阴生津，三则调和诸药；加入虫类药蝉蜕质轻走表，辛散透达，祛风清热止痒，《本草纲目》记载："故其主疗，皆一切风热之证……治皮肤疮疮风热，当用蝉蜕"；另以引经药桔梗、牛膝配伍，一升一降，既行血分之瘀滞，又解气分之郁结，气血同治，引诸药达病所。

（九）消痤二方

1. 功效　祛风清热，除湿止痒。

2. 适应证　痤疮等，证属风湿热浸淫。

3. 组方　大浮萍10g、防风10g、蒺藜10g、苦参10g、蝉蜕5g、千里光15g、败酱草30g、甘草6g、当归5g、金银花15g、玄参20g、车前子15g。

4. 按语　本方证系风湿或风热侵袭人体，内不得疏泄，外不得透达，郁阻肌肤所致。魏师设本方效仿消风散立法。“痒自风而来，止痒必先疏风”，治以祛风为主，辅以除湿清热，故以质轻气浮之大浮萍、防风、蝉蜕、蒺藜散风祛邪，使风去则痒止，辛散透达，宣发阳气而运水湿；以千里光、败酱草、苦参、车前子、金银花清热解毒，祛湿渗下；考虑风湿热毒易伤阴血，阻滞经脉，以当归、玄参并用养阴活血，寓“治风先治血，血行风自灭”之意。本方集祛风、除湿、养血、清热之品于一方，祛邪而不伤正，上疏下渗，内清外解，血脉调和，则痒止疮消。

（十）感冒一方

1. 功效　透表散热，和解少阳。

2. 适应证　体虚感冒，内有郁热者。

3. 组方　柴胡15g、桂枝10g、白芷10g、党参15g、半夏10g、生姜10g、大枣15g、黄芩10g、连翘15g、甘草6g。

4. 按语　本方以柴胡桂枝汤为底方，去白芍，加白芷、连翘而成。体虚感冒，病本在太阳，临证可无少阳见症，仍以小柴胡汤投之，盖其病机与仲景《伤寒论》言及少阳病病机“血弱气尽，腠理开，邪气因入，与正气相搏”相合，体虚邪气内侵，不可汗解，取柴胡、黄芩、生姜从少阳之枢达太阳之气，以参枣草、半夏益中焦脾土；虚人感冒，其腠理闭，加入桂枝解肌调和营卫，使邪从少阳而解，清代徐忠云：“桂枝汤外证得之，解肌和营卫，内证得之，化气调阴阳”；白芷辛温宣透，《卢氏药物配合阐述》载其“引皮腠之秽外出，达水火交会之要点，如此上窍之昏浊及清，内外之闭塞豁然矣”；连翘辛凉清热，通脉内外，使热邪在脉内得清，透热邪出气分而解。本方寒温并用，升降并调，表里同治，祛邪而不伤正。

（十一）感冒二方

1. 功效　疏散风热，清肺化痰。

2. 适应证　感冒病等，证属风热犯肺者。

3. 组方　荆芥穗10g、防风10g、神曲15g、薄荷6g（后下）、前胡10g、芦根20g、牛蒡子10g、瓜蒌皮15g、岗梅根30g、人参叶15g、甘草6g。

4. 按语　本方证系温病初起，风邪外袭犯肺，肺卫失司，肺失宣肃所致，

《素问・至真要大论》谓:"风淫于内,治以辛凉,佐以苦甘……热淫于内,治以咸寒,佐以甘苦"。故方以薄荷、牛蒡子味辛而性凉,疏散风热,清利头目,解毒利咽;前胡、瓜蒌皮并用,降气化痰宽胸;另加入荆防散,《本草求真》云:"用以防风之必兼用荆芥者,以其能入肌肤宣散故耳",温而不燥,疏散风邪;温病忌汗,治温病当顾护津液,故重用芦根,配伍岗梅根清热生津,人参叶归肺胃二经,《本草纲目拾遗》谓之"清肺,生津,止渴"。生用神曲解表,与人参叶、岗梅根相合补益脾肺,正所谓"脾为生痰之源,肺为贮痰之器",肺脾健运,卫表得固,邪从表解。

(十二)咳嗽一方

1. 功效　轻宣温燥,润肺止咳。

2. 适应证　咳嗽病等,证属温燥犯肺者。

3. 组方　桑叶 15g、杏仁 10g、防风 10g、紫苏叶 10g、前胡 10g、瓜蒌皮 15g、浙贝母 10g、东风桔 30g、陈皮 5g、杧果核 15g、甘草 6g。

4. 按语　本方证系温燥犯肺,肺燥津伤,肺失肃降所致。方以杏仁降气止咳平喘,肺与大肠相表里,腑气通则肺气降,与桑叶配伍,既疏散风热,又润肺止咳;与苏叶相配,一宣一降,内畅肺气,胸中气顺,化痰止咳,合用防风外散风邪;前胡为治外感咳嗽要药,《本草纲目》称其"清肺热,化痰热,散风邪",瓜蒌皮、浙贝母并用润肺止咳化痰;另以岭南道地药材东风桔疏风清热止咳,杧果核敛肺降气、止咳化痰。诸药并用,升降有序,使表邪得去,燥热得清,气顺痰消。

(十三)咳嗽二方

1. 功效　益气健脾,化痰止咳。

2. 适应证　咳嗽病等,证属脾虚痰阻证者。

3. 组方　陈皮 10g、法半夏 10g、茯苓 15g、苍术 15g、白术 15g、胆南星 10g、紫菀 15g、杧果核 15g、前胡 10g、甘草 6g。

4. 按语　本方证系脾虚气不化津,水谷精微无力转输于肺,聚而为痰,上贮于肺,肺气壅滞,气逆而咳。《景岳全书・咳嗽》云:"外感之邪多有余,若实中有虚,则宜兼补以散之。内伤之病多不足,若虚中夹实,亦当兼清以润之。"本方用药皆归肺经,方以二术、法半夏、茯苓、陈皮健脾益气,通调水道,利湿下行,培土生金;紫菀辛苦性温,润肺下气、化痰止咳;前胡、杧果核肃肺止咳,胆南星清热化痰,防肺气壅滞,郁久化热。综观全方用药,补而不滞,温而不燥,肺脾同治，标本兼顾，肺气和则咳嗽自除。

魏师经验方均为其数十年临床积累的宝贵经验，因其全部经验来源于临床，难以面面俱到，但均是亲自使用颇有心得的方子，在本书中全部贡献给后学，希望能为大家在临床中提供参考借鉴，这也顺应了魏师一直以来为医为师的初心。

参考文献

[1] 史宇广，王耀廷．当代名医临证精华：崩漏专辑[M]．北京：中国古籍出版社，1988：13-83.

[2] 广州中医学院妇产科教研室．罗元恺医著选[M]．广州：广东科技出版社，1980：42-54.

[3] 尹通．活血化瘀法治疗崩漏 45 例[J]．陕西中医，1997，18(6)：244.

[4] 顾春晓，徐珉．李丽芸辨治崩漏经验介绍[J]．新中医，2019，51(4)：310-312.

[5] 金影，刘震坤，董克勤．董克勤教授运用化瘀清宫法治疗崩漏[J]．长春中医药大学学报，2015，31(4)：725-727.

[6] 匡奕璜．活血化瘀法是治疗崩漏的基本法则[J]．中医杂志，1996，37(7)：402-404.

[7] YANG N Y，LIU L，TAO W W，et al. Antithrombotic lipids from semen persicae[J]. Natural Product Research，2011，25(17)：1650-1656.

[8] 尹立敏，王红艳，颜永刚．桃仁分离物对急性寒凝血瘀模型大鼠血液流变学和血常规水平的影响[J]．陕西中医学院学报，2016，39(2)：85-88.

[9] 肖静，魏祝娣，梁国珍，等．宫血停合剂对血瘀型崩漏的止血疗效及止血机理探讨[J]．广州中医药大学学报，2000，16(4)：38.

[10] 赵美凤．活血消癥安胎无殒——仲景桂枝茯苓丸法的启迪[J]．上海中医药杂志，1998，7：27-28.

[11] 水正，陈华英，柴阿园．少腹逐瘀汤治疗先兆流产 68 例观察[J]．山东中医杂志，2003，23(4)：19.

[12] 林蓉，叶敦敏，卜亚丽．补肾活血化瘀法治疗子宫腺肌症早期先兆流产临床观察[J]．四川中医，2017，35(4)：119-121.

[13] 姚国晋，张花，张迎春．张迎春活血化瘀法安胎理论及临床应用[J]．中国中医基础医学杂志，2021，27(10)：1661-1663.

参考文献

[14] 秦玉璇，云凤，司军莉，等. 益气化瘀汤对药物流产后恶露不绝气虚血瘀证患者子宫机能、凝血功能和血液流变学的影响[J]. 现代生物医学进展，2023，23：4546-4549.

[15] 师静，何文艳. 加味生化汤对药物流产后阴道出血患者的疗效及凝血指标的影响[J]. 血栓与止血学，2022，28(3)：749-750.

45